U0687848

二十四节气养生药茶

周国彦 饶剑花 刘杰 主编

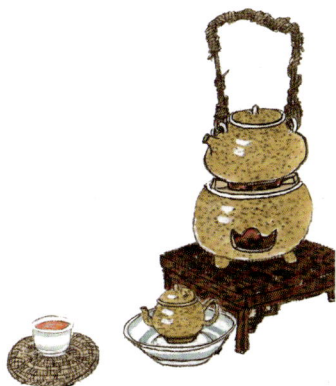

化学工业出版社
·北京·

内容简介

本书在概述二十四节气顺时养生、养生药茶优势及饮用方法等的基础上，根据节气特点及养生要点，每个节气精选 3～4 种效果显著、材料易得、制作简单的养生药茶，分别从材料、制作方法、药茶功效、使用注意、药（食）材功效与主治几方面进行具体介绍。个别药材设置了"辨材识药锦囊"，分享鉴别药材真伪及选购技巧等。

本书可供关注养生的大众人群及茶饮爱好者使用。

图书在版编目（CIP）数据

二十四节气养生药茶 / 周国彦，饶剑花，刘杰主编.
北京 ：化学工业出版社，2025. 6（2025.11重印）. -- ISBN 978-7-122-47832-0

Ⅰ．R289.5

中国国家版本馆CIP数据核字第2025UQ1790号

责任编辑：孙高洁
文字编辑：张晓锦
责任校对：王　静
装帧设计：史利平

出版发行：化学工业出版社
　　　　　（北京市东城区青年湖南街 13 号　邮政编码 100011）
印　　装：北京宝隆世纪印刷有限公司
880mm×1230mm　1/32　印张 8　字数 152 千字
2025 年 11 月北京第 1 版第 2 次印刷

购书咨询：010-64518888　　　　售后服务：010-64518899
网　　址：http://www.cip.com.cn
凡购买本书，如有缺损质量问题，本社销售中心负责调换。

定　　价：49.80元　　　　　　　版权所有　违者必究

本书编写人员名单

主编：

周国彦　饶剑花　刘　杰

参编人员：（按姓名汉语拼音排序）

郭彩娥　张永钜　朱卫星

随着现代生活节奏的加快，人们越来越意识到健康的重要性。中医药文化源远流长，中医药养生以其独特的理论体系和实践经验，备受大家的追捧和青睐。养生药茶是中药汤剂的一种简化形式，其药味较少、口感清爽，是经冲泡或煎煮等方法制成的代茶饮品。我们深知药食同源，食补胜于药补；同时秉着药茶"简、效、廉"的需求，特别注重甄选当季新鲜药材，力求在保证药效的同时，让养生茶更加美味可口，易于被大众接受。

本书旨在通过挖掘和传承中医药养生的精髓，结合现代人对健康生活的需求，为广大群众提供一套科学、实用、便捷的中药茶养生方法。在撰写的过程中，我们广泛收集相关的研究资料、实践案例和专家意见，分别以唐代元稹的《咏廿四气诗》开篇，以诗引茶；以二十四节气的气候特点、中药的药性和药效为基础，精心挑选了上百种适合不同节气饮用的养生茶方，以茶应时。这些茶方具有调节脏腑、增强体质的功效，可以根据不同的体质及不同的口感需要进行选择，确保每个人都能找到属于自己的养生之道。

本书不仅仅是一本养生茶的指南，更是一把钥匙，解锁了二十四节气与中药养生的奇妙联动。我们深谙中药之道，以茶为笔，以节气为墨，绘制了一幅幅生动的养生画卷。翻阅本书，你将不再只是简单地喝茶，而是与春日的桃花、夏日的荷叶、秋日的菊花、冬日的枸杞进行一场场浪漫的邂逅。从立春的第一缕春风到冬至的皑皑白雪，每一款养生茶，都是根据节气的变换精心调配，讲述着时间、自然与人和谐共生的故事。这本书将成为你案头的必备读物。现在，就让我们一起翻开这本书，踏上这场关于药茶、节气与养生的奇妙旅程吧！

最后，真诚地邀请读者在阅读本书的过程中提出宝贵的建议和意见，以便我们改进和提高。让我们共同努力，为中医药文化领域的发展和进步贡献自己的力量。

编者

2025 年 2 月

第一章

二十四节气与中医养生

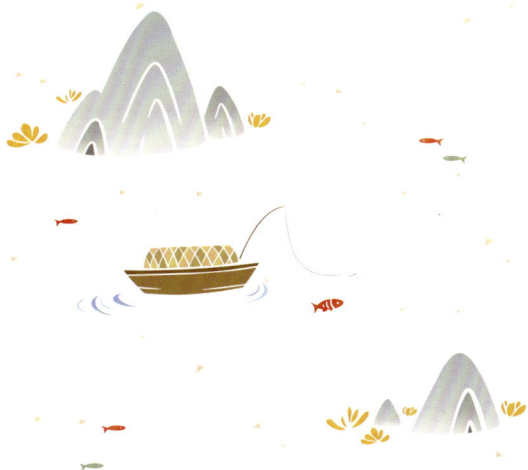

一、顺时养生的重要性

1. 顺时养生的中医理论与历史源流

《黄帝内经》有"医学之宗"的美誉，除了祛病之道，其还包含了健康养生的宝藏。它构建的中医养生理论体系中蕴含着丰富的因时、因地、因人"三因制宜"思想，充分考虑了天、地、人之间的关系，在论述人体生理病理时，将天时气候、地域环境、个体差异作为选择养生方法的重要依据，形成了三因制宜的养生观。

"春夏养阳，秋冬养阴"的"因时养生"法则，强调要顺自然四时物候之变化而采取"春养生、夏养长、秋养收、冬养藏"的养生方法。顺应春夏生长之阳气盛而养阳，顺应秋冬收藏之阴气盛而养阴。"人以天地之气生，四时之法成"，《黄帝内经》的核心思想便在于天人合一。人只有"顺四时而适寒暑"，才能"尽终其天年，度百岁乃去"。天地按照四时阴阳消长的规律运转，人的生活规律应顺应自然界天地日月的变化，调节身体的各项功能，与自然界保持协调平衡，从而少生病、不生病。

2. 二十四节气的起源

二十四节气是中国古代的一种历法，用来指导春耕、夏耘、秋收、冬藏等农事，同时也作为人们生活起居的准则。秦汉时，二十四节气完全确立。汉武帝太初元年制订的《太初历》，正式把二十四节气纳入历法，至今已沿用了两千多年。它包括立春、雨水、惊蛰、春分、清明、谷雨、立夏、小满、芒种、夏至、小暑、大暑、立秋、处暑、白露、秋分、寒露、霜降、立冬、小雪、大雪、冬至、小寒、大寒。

3. 二十四节气与中医养生

中医强调"天人合一"，认为人体与自然界是一个有机的整体。二十四节气反映了自然界的气候变化和物候现象。每个节气都有其独特的气候特点，对应人体不同脏腑和经络的变化。人们可根据节气变化明确养生重点，从而调整生活起居和饮食，提前预防疾病，维持身体健康。

二、茶的分类与特点

1. 茶的分类

古往今来，几经演变，茶叶品种花样不断翻新，形成现有的格局。依据陈橼教授以制茶方法为基础，依每类茶在制法中茶多酚等内含成分氧化程度、快慢、先后等不同而呈现不同的色泽为基础的茶叶分类理论，将茶叶分为绿茶、红茶、青茶、黄茶、白茶及黑茶六大类。

2. 茶的特点

（1）绿茶　绿茶属不发酵茶，经高温杀青保持了茶叶绿色，清汤绿叶是绿茶的品质特点。其代表有西湖龙井、洞庭碧螺春、信阳毛尖、黄山毛峰等。绿茶的主要功效是预防癌症和心血管疾病，还能抗氧化、提高免疫力、抑制和杀灭细菌等。

（2）红茶　红茶属全发酵茶，经萎凋、揉捻、发酵、干燥等一系列工艺精制而成。经过冲泡后的红茶叶片纤细、香气四溢，茶水古铜色，味道甜润。因发酵的时间和方式不同，每种红茶的味道不同，故其种类繁多，有英红九号、正山小种、安徽祁红、云南滇红等。红茶具有止渴消暑、温中祛寒、化痰消食开胃等作用。红茶经过发酵，比绿茶的刺激性低，能促进血液循环，降低胆固醇。

（3）黄茶　黄茶属轻微发酵茶类，加工工艺近似绿茶，但多了一道"闷黄"工序。其品质特点是"黄叶黄汤"，主要有君山银针、蒙顶黄芽、霍山黄芽和远安黄茶。黄茶冲泡后，茶叶展开呈金黄色，香气扑鼻，而冲泡出的茶水则呈现杏黄色，味道甘甜清爽。黄茶有提神醒脑、消除疲劳、消食化滞等功效，消化不良、食欲不振、懒动肥胖者都可饮之。

（4）白茶　白茶属轻微发酵茶类，干茶外表满披白色茸毛，色白隐绿，汤色浅淡，味甘醇。白茶主要有两种，一种是安吉白茶，口味较绿茶更为醇和；另一种是福建福鼎一带的白茶，口味较绿茶要重，对调节免疫力和降血糖功效不错。白茶最宜夏天饮用，具有很好的祛暑功效，其还有保护脑神经、增强记忆、减少焦虑等作用。怕喝茶影响睡眠的人，可以喝点白茶。

（5）青茶　多称为乌龙茶，属半发酵茶类，品质特点是既有绿茶的清香和花香，又有红茶的醇厚。其代表有武夷岩茶（大红袍）、铁观音、冻顶乌龙茶等。青茶虽然经过发酵，但其味道与绿茶和红茶相似，综合了两种茶叶味道的特点。经过冲泡后，青茶的茶叶肥硕，有清香溢出。冲泡出的茶水并不是与茶叶相近的青色，而是略带橙黄色且清澈，味道醇香而清新。

（6）黑茶　属于后发酵茶。最熟悉、最受追捧的是普洱茶，其中茶多酚类物质含量较高，有很好的降脂减肥效果。冲泡后的黑茶颜色稍变浅呈深褐色，叶片舒展挺直，茶水清香浓郁。而且黑茶具有很好的降糖、降脂功效，深受老年人喜爱。

我国拥有丰富的茶叶文化，其具有很强的区域性。通过对茶叶的制作工艺进行深入的了解，可以充分体会不同种类的茶叶所具有的品质特征。复杂的制作工艺可以满足不同人群的偏好。品茶是人们对更高生活水平向往的体现，也是缓解生活压力的一种方式；另外，不同种类茶叶还具有不同的药用价值。

三、养生药茶的特点及优势

1. 养生药茶的含义

养生药茶，顾名思义，是以养生为目的的中药茶饮。人与自然是一个统一的整体，人体的脏腑功能、气血运行与自然的变化都息息相关。古人根据自然的变化总结了二十四节气，行军打仗讲究"天时、地利、人和"，养生亦是如此，天人合一是养生的最高境界。所以日常饮食一定要顺四时而适寒暑，充分利用四时之二十四节气变化的有利因素，抵抗自然变化中的不利因素，达到强身健体的目的。

狭义地讲，养生药茶是以茶为主要原料，根据时令或体质等特殊因素，配合不同食材或药材制作的茶饮品，以饮茶的方式达到养生保健的目的。广义地理解，养生茶可以不含茶叶，可以是由食物和药物经过冲泡、煎煮、压榨、蒸馏等方式制作而成的代茶饮。

2. 养生药茶的历史与发展

传说神农尝百草，日遇七十二毒，得茶而解之。这里的"茶"指的就是茶。茶作为饮料始于西汉，兴盛于隋唐，盛行于宋代。而药茶、代茶饮的形成则在明清。

唐代中期，茶饮已形成了一种文化，人们开始研究将单纯的茶与其他药用原料结合，以增强其医疗保健作用，这是"药茶"的萌芽期。宋代时期茶与药配合应用更加普遍，并出现了大量的关于"药茶"的专篇和著作。

明代许多著名的医学著作都记载了大量的药茶方，如李时珍的《本草纲目》。到了清代，随着中医药的发展，中药也出现了新的饮用方式，借鉴茶饮方式，以中医理论为指导，根据中药属性，辨证施饮，将中药直接泡饮，取名"代茶饮"。这项革命性的行为，将茶饮从人们日常生活必需品的层次提高到医疗与养生保健的地位。

3. 养生药茶的优势

养生药茶比药膳煲汤更加容易制作，很多人都喜欢用药材泡水喝。这种茶疗的方式，能防病健身、养生延年。这也是养生茶能够发展至今而不衰的原因。它同时具备中药养生保健的效果与茶叶的"形、色、香、道"，具有实效性、安全性、享受性及便捷性四大特点。具体优势有以下几点。

（1）老少皆宜 养生茶以茶饮的方式饮用，儿童老人都很容易接受，适合各个年龄段。养生茶针对不同的人群有不同的配法，一些简单的养生茶男女老少皆可饮用。如适合夏季解暑生津止咳的酸梅汤，乌梅、山楂、甘草、陈皮，再佐以桂花、冰糖一同熬制，老人小孩皆可饮用。

（2）携带方便，使用广泛 喝茶目前已经非常常见，外出谈事、朋友聚餐、家庭聚会等都少不了以茶待人。养生茶既有单方又有复方，调配好以后可以装到茶包袋。养生茶装进小包袋就变得非常方便携带，想喝时拿个一次性杯就可以冲泡，十分便捷简单。养生茶饮既维持了中医药辨证论治、交互灵便的特点，又摆脱了传统药剂煎制的烦琐、外出携带麻烦的限制，与现代节奏相适应。

（3）配伍精简，药力专一 养生茶一般以改善某一方面的症状或调整个人体质为目的进行遣方配伍，配伍以精当、简洁为原则。简单三两味中药配伍，经加工制成成品药茶，或者制成散剂茶包，或者经简单的炮制进行冲泡。如养生盐茶，仅需要食用盐加茶叶泡水即可起到化痰降火的作用，可以缓解秋季燥火。

（4）节省费用 养生茶选药基本以常见易得的药材为主，简单三五味中药组合，用药量少，且不少药材属于廉价的草药，如三花茶、酸梅汤等所需的药材。

（5）纠正体质偏颇 养生茶所用茶材都是天然的草本药材、

药食同源的食材，根据中医养生之道来搭配调理，可以达到很好的养生效果，对症饮用可以纠正不同体质偏颇。

四、养生药茶的饮用方法及要点

1. 养生药茶的饮用方法

随着养生药茶的发展，形成了几种不同的饮用方式。

（1）煮茶　无论是神农用水煮茶，还是《茶经》中提到的煎茶、煮茶的理论，都表明最开始饮茶的方式是将茶叶煮后饮用。现代对于一些难以冲泡出味的养生茶，采用煎煮的方式煮茶。所谓"轻煮岁月，慢煮茶"，说的是一种悠闲的心态，也体现了煮茶更能充分散发茶叶的味道，且延长煮茶时间放慢煮茶的速度更有助于散发真正的茶香。

（2）半饮半茶　西汉时期，茶已经开始成为饮品或者是待客之品，即将茶团捣碎，放入容器中，注入开水，加上葱、姜或者橘子等调味后，自饮或者待客。目前，民间仍沿用这样的饮茶方式，如萝卜茶。白萝卜煮烂，稍加点盐调味后，将冲泡好的茶倒入萝卜汁中即可。

（3）泡茶　明清时期，完成了从煮茶到泡茶的转变。这与我们现代的泡茶方式基本一致，烧一壶水，加些茶叶，倒入开水焖泡几分钟，闻着茶香，品茶汤。

2. 养生药茶的饮用要点

大部分养生药茶是以茶之形发挥药之效，以中药、药食同源中药材为原料，含茶叶或不含茶叶都可，制成以养生保健为目的的茶。养生茶因其方便、易做，深得各个年龄段的养生爱好者喜欢。但是，这些食材或药材泡制的养生茶有着不同的功效和偏性。所以，喝前一定要辨证，喝茶要讲究体质和方法，只有喝对了才能起到真正的养生作用，否则可能反受其害。

（1）饮"茶"要讲究"茶"性　每味"茶"都有它的偏性，不同的食材或药材具有温热寒凉不同的属性和药性，需根据其偏性及个人体质来选择。体质热者可喝凉性茶，如菊花、薄荷、苦丁等寒凉的花草泡饮；肠胃虚寒者应喝中性茶或温性茶；人参灵芝茶适合老年人、免疫力低下或久病初愈人群，但阴虚火旺之人不宜服用。未发酵茶（绿茶）具有清热、利尿、生津等作用，性偏凉，胃寒或有慢性胃病的人群不宜饮用。而半发酵茶（青茶）、全发酵茶（红茶）和后发酵陈茶（黑茶）有消食去滞、助消化、提神等作用，茶性味平和，比较适合大多数人群。

（2）喝茶时要注意水质水温　水质是保证养生茶香味的重要因素，冲泡时最好选择质地柔和、口感甘甜的矿泉水。冲泡花茶、含挥发性成分的药材时，不要用沸腾的水，需等水温降至85～95℃。喝茶的水温应在56～60℃，因为这个温度的茶水对健康较为有利。水温太高，食管黏膜容易受到慢性热损伤，长期损伤后会提高癌变风险。

（3）喝茶的量要控制　一般来说，茶叶用量在3～5克或不放，味道浓郁的食药材可以少放，新鲜的食药材用量要大，约是干燥原料的 3 倍。原料的用量还要考虑各种食药材的特性，并结合饮用者的体质。一天 2 ~ 3 次即可，不宜过多饮用。女性经期、孕妇、儿童及神经衰弱、心动过速（心率超过 100 次 / 分）的人要少喝茶或不喝茶。

（4）养生茶不宜长期、过量服用　自然界的气候阴阳在不断变化，体质较弱的人无法及时适应，需要饮用养生茶来帮助身体适应。因此，养生茶的选择和用量要根据气候的变化、时令的转换及身体的状况来调整，不宜长期过量饮用，更不可一年到头只喝一种茶。

（5）喝茶要讲究饮用时间　早晨不宜空腹饮用，因为清晨人的胃基本排空，此时饮用养生茶尤其是含茶叶的，可能引起肠胃不适、食欲减退。饭后不宜马上饮茶，因为大量的水进入胃中，会冲淡胃中的消化液，影响食物的消化。养生茶最好是在饭后 1 小时左右饮用。

（6）食材药材的配伍需注意　养生茶中食药材主要依据性味功效进行配伍使用。市面上有很多组合型养生茶，需要结合自身的体质特点去挑选。

第二章

跟着节气喝药茶

第一节 · 春的节气

一、立春

《咏廿四气诗·立春正月节》

春冬移律吕，天地换星霜。

间泮游鱼跃，和风待柳芳。

早梅迎雨水，残雪怯朝阳。

万物含新意，同欢圣日长。

（一）节气特点与养生要点

1. 节气特点

立春是我国二十四节气之首，春季的第一个节气。立，是"开始"之意；春，代表着温暖、生长；立春则标志着万物复苏、风和日丽、万物生长的春季开始了。《历书》记载："斗指东北，维为立春，时春气始至，四时之卒始，故名立春。"

2. 立春三候

古人以五日为候，三候为气，六气为时，四时为岁，一年二十四节气，所以总共七十二候。同时，各候也都有对应的物候现象，物候也会因地域区别而有所差异，但是物候作为一个节气确认的参考是一致的，称为候应。

立春三候："初候东风解冻，二候蛰虫始振，三候鱼陟负冰。"

俗语说"春天后母面"，春天的气候冷暖无常、阴晴不定，也是人们容易感冒的时节。此时还要注意心脑血管和消化系统方面的疾病，一般立春时更容易诱发疾病或加重病情。

3. 养生要点

民间一直以立春象征春天的开始，在生活习惯及养生要点方面也要顺应时节有所改变。自然界阳气始升，冰雪融化，人体肝阳升发，新陈代谢加快。春季让肝阳得以很好地升发，有助于推动人体气血运行，畅通经脉，为一年的健康打好基础，使生理功能达到最佳状态。中医养生保健的基础理论为"天人合一，顺时养生"。人体的阴阳与天地的阴阳运动规律相应，立春时节是阳气上升、人体新陈代谢旺盛之时，借助合理的养生方式，与大自然相协调，以求身心和谐，可为人的健康奠定基础。故春季养生需要注重养肝调脾胃、助阳升发，主要以养血调肝、祛湿养阳为主。

（二）养生药茶推荐

鲜紫苏姜糖茶

1. 材料

鲜紫苏叶 10 克或干紫苏叶 5 克，生姜 10 克，红糖适量。

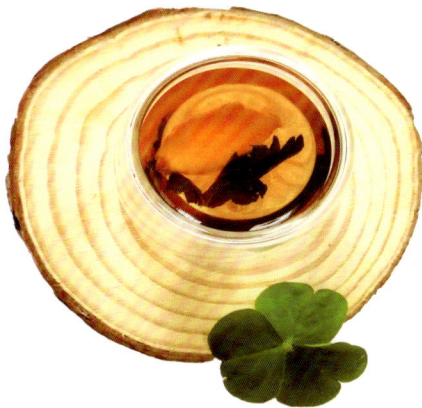

2. 制作方法

取新鲜紫苏叶、生姜洗净，紫苏叶切段，生姜切片。将紫苏叶、生姜片、红糖置入养生壶，加入 600 ～ 800 毫升纯净水，煮沸后即可代茶饮用。

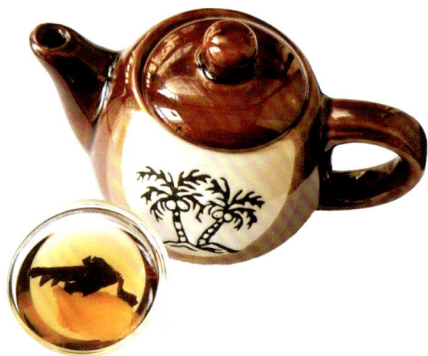

3. 药茶功效

紫苏叶、生姜和红糖三者配伍可起到解表散寒、行气温中、和胃止呕的作用，其中的红糖还可调整味道，改善口感。适于风寒感冒及感冒伴有呕吐、脾胃不适者饮用。

4. 注意事项

风热、阴虚内热、内火偏盛者及孕妇等不宜服用。

5. 药（食）材功效与主治

（1）鲜紫苏叶　唇形科植物紫苏的新鲜叶。性辛，味温。归肺、脾经。具有解表散寒、理气宽中和胃、解鱼蟹毒的功效。用于风寒感冒、咳嗽呕恶、妊娠呕吐、鱼蟹中毒。

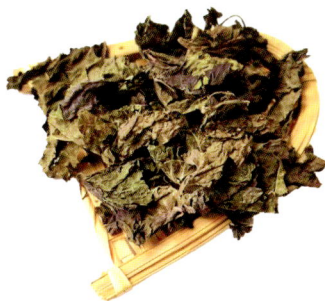

鲜紫苏叶　　　　　　　　干紫苏叶

辨材识药锦囊

一棵紫苏三味药，全身都是宝

　　紫苏全身都是宝，既是人们餐桌上的美味，又是流传千年的名药，有"东方香草"的美誉。其叶称为紫苏叶，其茎称为紫苏梗，其子称为紫苏子。三者均是常用的中药，各有不同的功效。紫苏叶长于发散风寒而治风寒表证；紫苏梗长于理气宽中而治脾胃气滞、胸闷呕吐；紫苏子长于降气化痰而治痰壅气逆咳嗽。

　　（2）生姜　见第16页节气立春"姜枣茶"。

　　（3）红糖　以甘蔗为原料，经提汁、澄清、煮炼，采用石灰法工艺制炼而成。具有益气养血、健脾胃、祛风散寒、活血化瘀的功效。适合老人、大病初愈之人，以及月经不调等人群服用。

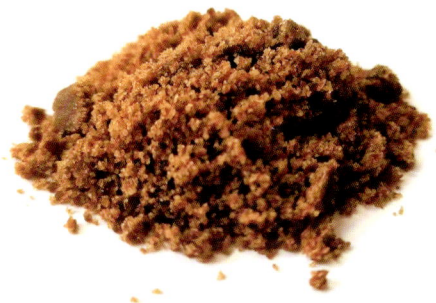

姜枣茶

1. 材料

生姜 10 克，大枣 10 克，鲜龙眼肉 10 克或干龙眼肉 5 克。

2. 制作方法

取生姜洗净，并切片。将生姜片、大枣、龙眼肉置入养生壶，加入 600 ～ 800 毫升纯净水，煮沸后再煮 5 ～ 10 分钟即可代茶饮用。

3. 药茶功效

生姜、大枣和龙眼肉三者配伍有温中健脾、养血安神的功效。适合风寒感冒、四肢冰冷等人群饮用。

4. 注意事项

阴虚火旺及热盛、口舌生疮者忌用。

5. 药（食）材功效与主治

（1）生姜　姜科植物姜的新鲜根茎。性辛，味微温。归肺、脾、胃经。具有解表散寒、温中止呕、化痰止咳、解鱼蟹毒的功效。用于风寒感冒、胃寒呕吐、寒痰咳嗽、鱼蟹中毒。

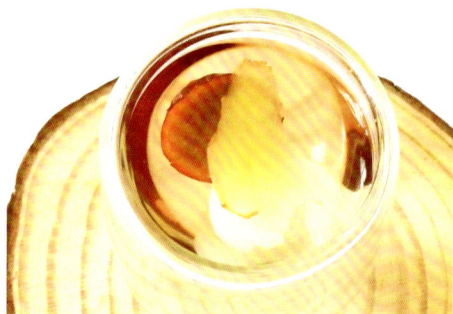

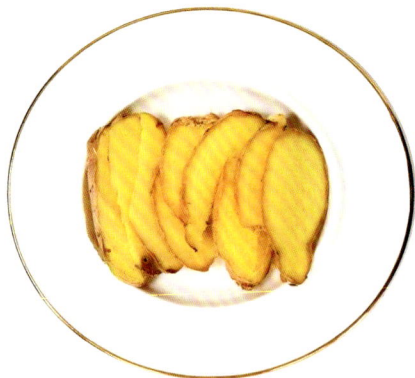

厨房里的中药——生姜

　　生姜是众所周知的药食两用之品，在我国，食姜已有3000多年的历史。日常生活中生姜可用于预防晕车呕吐，即在坐车前半小时，将新鲜生姜切成2厘米×2厘米大小的方片，用医用透气胶带贴在内关穴处。亦可止孕吐。

　　生姜选购主要注意以下几点：表面黄褐色或灰棕色，有环节，分枝顶端有茎痕或芽。质脆，易折断，断面肉质浅黄色，内皮层环纹明显，维管束散在。气香特异，味辛辣。

　　（2）大枣　见第133页节气处暑"鲜桑椹玉竹茶"。

　　（3）鲜龙眼肉　见第103页节气小暑"鲜龙眼茶"。

佛手花茶

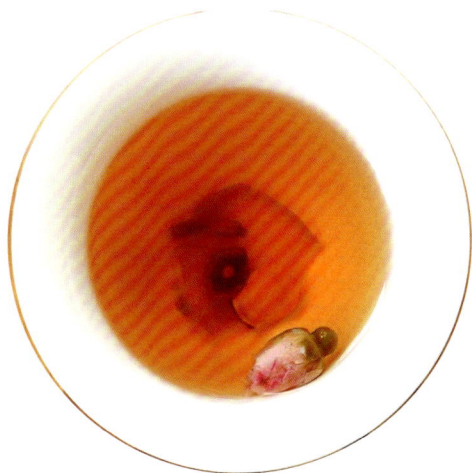

1. 材料

鲜佛手20克或干佛手5克，玫瑰花5克，五指毛桃15克，熟党参10克。

2. 制作方法

取佛手、玫瑰花、五指毛桃、熟党参置入养生壶，加入600～800毫升纯净水，煮沸后再煮5～10分钟即可代茶饮用。

3. 药茶功效

佛手、玫瑰花、五指毛桃和熟党参四味中药配伍，具有疏肝解郁、健脾益气的作用。这款花茶适于情绪不畅之气虚人群饮用。

4. 注意事项

孕妇忌服。

5. 药（食）材功效与主治

（1）佛手　芸香科植物佛手的干燥果实。味辛、苦、酸，性温。归肝、脾、胃、肺经。具有疏肝理气、和胃止痛、燥湿化痰的功效。用于肝胃气滞、胸胁胀痛、胃脘痞满、食少呕吐、咳嗽痰多。

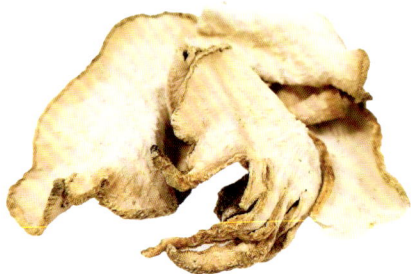

辨材识药锦囊

佛手和佛手瓜的区别

　　佛手瓜是佛手最常见的一种伪品，它跟拳形佛手有几分相似，主要作为蔬菜食用。真假佛手从其性状、气味上完全可以辨别出来。佛手以皮黄肉白、香气浓郁者为佳。

类别	佛手	佛手瓜
来源	芸香科植物佛手的干燥果实	葫芦科植物佛手瓜的干燥果实
性状	常有3～5个手指状的裂瓣，基部略窄；外皮为黄绿色或橙黄色有皱纹和油点，果肉浅黄白色，散有凹凸不平的线状或点状维管束	常开裂为两瓣。外皮黄绿色或黄白色、光滑、无油点，果肉浅黄白色
气味	气香、味微甜后苦	气微、味微甜

　　（2）玫瑰花　见第40页节气春分"双花茶"。

　　（3）五指毛桃　见第32页节气惊蛰"五指毛桃茶"。

　　（4）熟党参　为党参的炮制品。见第211页节气大雪"鲜党参生脉茶"。

二、雨水

《咏廿四气诗·雨水正月中》

雨水洗春容，平田已见龙。

祭鱼盈浦屿，归雁过山峰。

云色轻还重，风光淡又浓。

向春入二月，花色影重重。

（一）节气特点与养生要点

1. 节气特点

雨水是二十四节气中的第二个节气。雨水节气标志着降雨开始，此时太阳直射点逐渐向赤道靠近，北半球气温回升较快，来自海洋的暖湿空气开始活跃，并渐渐向北挺进与冷空气相遇，形成降雨，自然界从阳气蛰伏、万物萧条的冬季迈向阳气生发、万物萌动的春季。俗话说"春雨贵如油"，适宜的降水对农作物的生长很重要。进入雨水节气，中国北方地区尚未有春天气息，南方大多数地方则是春意盎然，一派早春的景象。

2. 雨水三候

雨水分为三候：一候獭祭鱼，二候鸿雁来，三候草木萌动。雨水时节，春江水暖。《月令七十二候集解》中说："正月中，天一生水。春始属木，然生木者必水也，故立春后继之雨水。"随着雨水节气的到来，天气逐渐回暖，雨水降落增多，日光温煦，早晚湿寒。

3. 养生要点

中医认为，春季是肝主令，肝主疏泄。雨水时节，肝气进一步升发，一旦肝气不舒，将会影响到其他的脏腑；肝在五行属木，脾属土，如果木有余，就会克制脾土；即假如肝气有余，首先影响的就是脾的运化。由此可见，健脾祛湿、疏肝养胃是雨水养生的关键。

饮食上宜多食具有养肝、补脾、祛湿功效的食物，如山药、南瓜、大枣、薏苡仁、绿叶菜、猪肝、百合、香椿、萝卜、甘蔗等。食味上建议少酸多甘，少吃乌梅、山楂、酸菜等酸味食物；同时，要慎吃生冷油腻、难以消化的食物，以免伤及脾胃。需要注意：饮食适量，日常吃七分饱为好。

（二）养生药茶推荐

🌱 茉莉陈皮茶

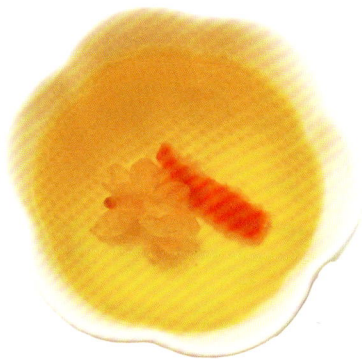

1. 材料

茉莉花 10 克，鲜橘皮 10 克或干陈皮 6 克。

2. 制作方法

将茉莉花、鲜橘皮（或陈皮）洗净，置入养生壶，加入约 600 毫升纯净水，煮沸即可代茶饮用。

3. 药茶功效

茉莉花和鲜橘皮（陈皮）配伍可以起到疏肝健脾、行气祛湿的作用。适合肝郁脾虚等人群饮用。

4.注意事项

火热内盛、燥结便秘者慎食，体有热毒者、孕妇禁用。

5.药（食）材功效与主治

（1）茉莉花　见第141页节气处暑"茉莉鲜茶"。

（2）陈皮　芸香科植物橘及其栽培变种的干燥成熟果皮。味苦、辛，性温。归肺、脾经。具有理气健脾、燥湿化痰的功效。用于脘腹胀满、食少吐泻、咳嗽痰多。

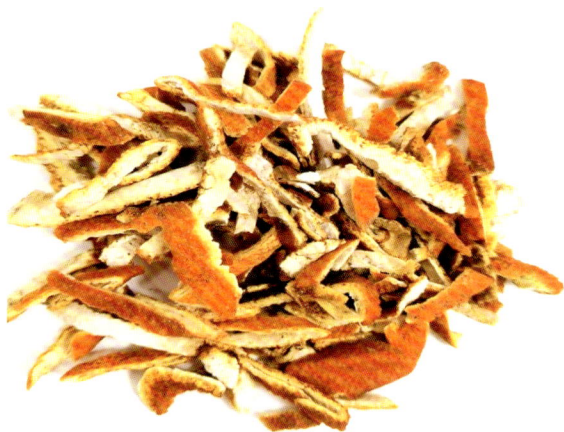

辨材识药锦囊

陈皮选购要点

作为药食同源的陈皮，不仅日常生活中被频频用到，很多人也喜欢将陈皮泡水喝。全国名声最盛的当数广陈皮，而广陈皮中公认品质最好的是新会陈皮。

应该怎么辨别和挑选陈皮呢？优质的陈皮无论陈化多长时间，内囊和外皮都应该纹理清晰且油润有光泽，同时表面密布着大小均匀且凹陷的点状油室。品质较差的陈皮不仅颜色不一、厚薄不均，而且内囊纤维物质脱落严重，表皮过硬或过软。一般年份较短的陈皮内囊泛白，外皮颜色较鲜艳（鲜红、暗红等），入口后清甜中带着果酸或果甜味。年份较长的陈皮内囊纤维已经自然脱落，内外颜色呈棕褐或黑色，入口醇和甘甜，汤色金黄透亮。

桑叶枸杞茶

1.材料

鲜桑叶10克或干桑叶5克，枸杞子6克。

2.制作方法

将鲜桑叶、枸杞子洗净，置入养生壶，加入600～800毫升纯净水，煮沸即可代茶饮用。

3.药茶功效

桑叶和枸杞子两药配伍后具有滋阴润肺、养肝明目的功效。适合肺热燥咳、头晕头痛、目赤昏花人群饮用。

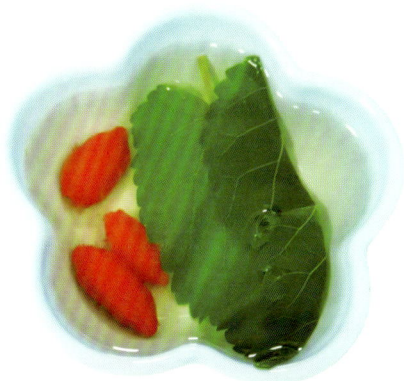

4.注意事项

脾胃虚寒者不宜用。

5.药（食）材功效与主治

（1）鲜桑叶　桑科植物桑的新鲜叶。味甘、苦，性寒。归肺、肝经。具有疏散风热、清肺润燥、清肝明目的功效。用于风热感冒、肺热燥咳、头晕头痛、目赤昏花。

辨材识药锦囊

桑叶的选购要点

鲜桑叶：一般在春天采摘，颜色较浅，青绿厚实，上面黄绿色或浅黄棕色，有的有小疣状突起，叶大枝少者品质较优。

干桑叶：一般在打霜后采摘，俗称霜桑叶，其去火、消炎效果较优。

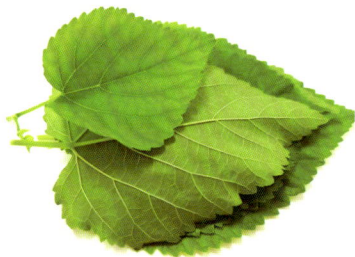

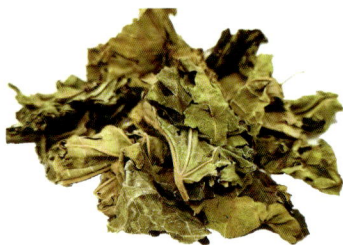

鲜桑叶　　　　　　　　　　干桑叶

（2）枸杞子　见第214页节气大雪"大枣枸杞茶"。

冬瓜薏米茶

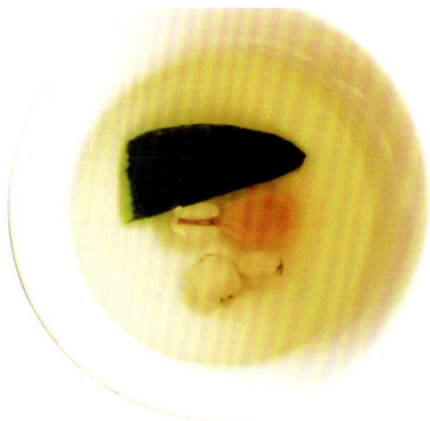

1. 材料

鲜冬瓜皮 10 克，（炒）薏苡仁 6 克，鲜冬瓜子 15 克。

2. 制作方法

将鲜冬瓜皮、鲜冬瓜子洗净，（炒）薏苡仁浸泡半小时。将上述材料置入养生壶，加入纯净水 600～800 毫升煮沸，再煮 5～10 分钟即可代茶饮用。

3. 药茶功效

冬瓜皮、（炒）薏苡仁和冬瓜子配伍可起到健脾渗湿、利水消肿的作用。适合消化不良、小便不利、脾虚泄泻等人群饮用。

4. 注意事项

孕产妇慎用。

5. 药（食）材功效与主治

（1）鲜冬瓜皮　葫芦科植物冬瓜的新鲜外层果皮。味甘，性凉。归脾、小肠经。具有利尿消肿的作用。

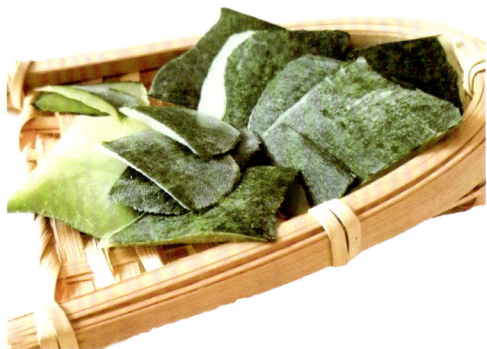

（2）鲜冬瓜子　葫芦科植物冬瓜的种子。味甘，性微寒。归肺、脾、小肠经。具有清热化痰、排脓、利湿的功效。可用于湿热下注所致的白浊、带下。

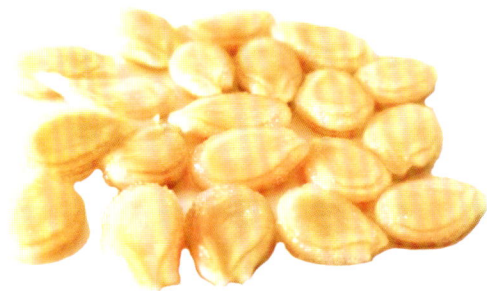

（3）（炒）薏苡仁　禾本科植物薏米的干燥成熟种仁。味甘、淡，性凉。归脾、胃、肺经。具有利水渗湿、健脾止泻、除痹、排脓、解毒散结的功效。用于水肿、脚气、小便不利、脾虚泄泻、湿痹拘挛、肺痈、肠痈、赘疣、癌肿。

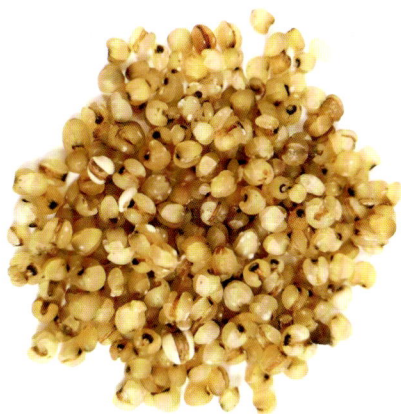

辨材识药锦囊

禾本科之王，祛湿小能手——薏苡仁

新鲜的薏苡仁闻起来有米香味，无霉味或哈喇味等异味；白色、青白色或黄白色，颗粒饱满，有光泽感。保存薏苡仁要注意低温、干燥、密封、避光，可密封好放于冰箱冷藏。

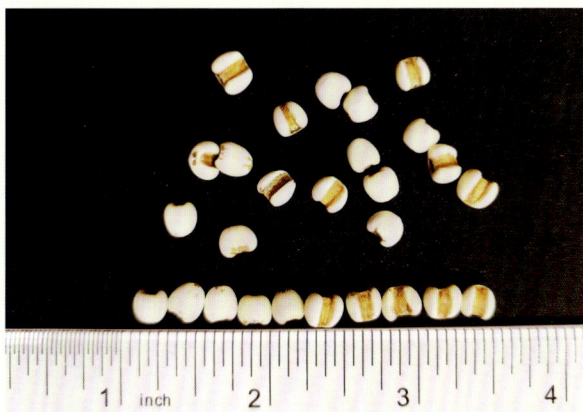

薏苡仁

三、惊蛰

《咏廿四气诗·惊蛰二月节》

阳气初惊蛰，韶光大地周。

桃花开蜀锦，鹰老化春鸠。

时候争催迫，萌芽矛矩修。

人间务生事，耕种满田畴。

（一）节气特点与养生要点

1. 节气特点

惊雷一声响，万物春回。惊蛰是一年二十四节气中最有生命力的节气，也是二十四节气中的第三个节气。惊蛰别名启蛰，寓意开启春天的门扉，动物苏醒，春暖花开，呈现的是大自然的生物受到节律变化而萌发生长的现象。惊蛰到来，人体的新陈代谢也跟着加快，阳气逐渐生发。但需注意的是，惊蛰也是病毒与细菌活跃之季，所以要调养好身体。

2. 惊蛰三候

古代分惊蛰为三候：一候桃始华，二候仓庚（黄鹂）鸣，三候鹰化为鸠。一个冬天的蛰伏后，经过立春和雨水节气的铺垫，迎来了惊蛰。"惊蛰"一词中的"惊"代表惊醒，"蛰"则指昆虫等动物冬眠的状态，即藏伏于地下过冬。到了惊蛰时节，随着气温逐渐回暖、阳气回升，沉睡了一冬的昆虫被雷声和温暖的气息所唤醒，从土壤中破土而出，开始新的生命周期。

3. 养生要点

当惊蛰来临时，人体的肝阳之气渐升，阴血相对不足，容易出现肝火偏旺的现象，因此惊蛰是护肝、养肝的好时节。饮食宜"温食"，不宜"温补"，少酸少辣，少吃油腻、燥烈之物。惊蛰饮食调养可多吃"助阳升发"的食物，此时的时令食物如春笋、韭菜、菠菜等都有助于阳气升发。惊蛰到来，天气逐渐转暖，此时应顺应肝之性，助益脾气，让五脏变得和平。

（二）养生药茶推荐

桑菊花茶

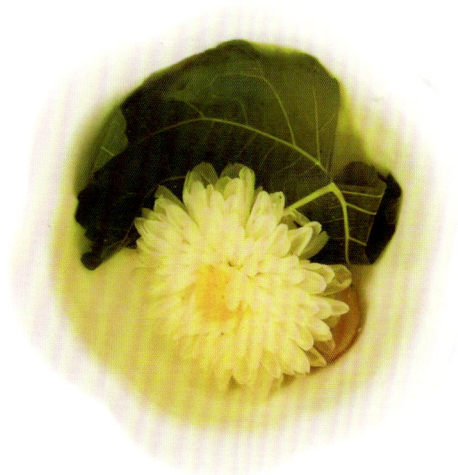

1. 材料

鲜桑叶 10 克或干桑叶 5 克，菊花 6 克，甘草 5 克。

2. 制作方法

将鲜桑叶洗净，与菊花、甘草一起置入养生壶，加入纯净水600～800毫升，煮沸即可代茶饮用。

3. 药茶功效

桑叶和菊花两药配伍清肺利咽、清肝明目，佐以甘草调和，可化痰止咳。风热感冒、肝火旺盛者适合饮用。

4. 注意事项

风寒、久病体虚者，气虚体质或阳虚体质者忌用；不宜与海藻、京大戟、红大戟、甘遂、芫花同用。

5. 药（食）材功效与主治

（1）鲜桑叶　见第24页节气雨水"桑叶枸杞茶"。

（2）菊花　见第162页节气寒露"鲜菊花茶"。

（3）甘草　豆科植物甘草、胀果甘草或光果甘草的干燥根和根茎。味甘，性平。归心、肺、脾、胃经。具有补脾益气、清热解毒、祛痰止咳、缓急止痛、调和诸药的功效。用于脾胃虚弱，倦怠乏力，心悸气短，咳嗽痰多，脘腹、四肢挛急疼痛，痈肿疮毒，缓解药物毒性、烈性。

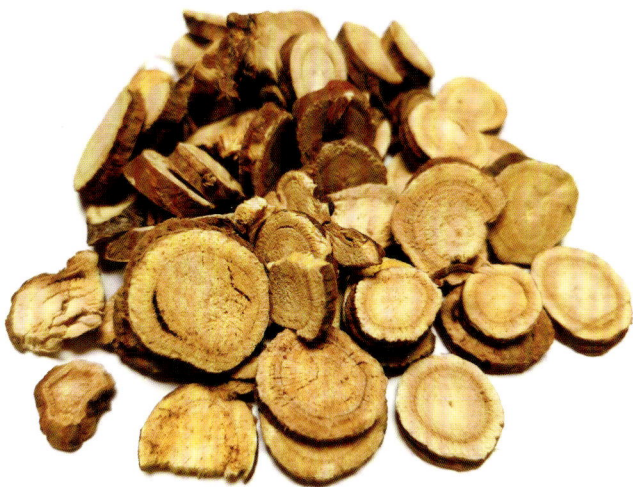

辨材识药锦囊

甘草的选购要点

甘草是应用最广泛的中药之一，其药性和缓，能调和诸药，称之为"国老"。它是常见的药食兼用品种，购买时需要注重其鉴别要点。表面为红棕色或灰棕色，有纵皱纹、沟纹及皮孔，有稀疏的细根痕；质坚实而重，端切面中央稍下陷，略显纤维性，粉性足，具放射状纹理、有裂隙；断面有一明显的环纹和菊花心，形成层环纹明显；味道很浓郁，无刺鼻的熏硫味。

五指毛桃茶

1. 材料

五指毛桃 10 克，茯苓 10 克，芡实 10 克。

2. 制作方法

将五指毛桃、茯苓、芡实洗净，加水浸泡半小时后，将上述材料一起置入养生壶，加入纯净水 600 ～ 800 毫升，煮沸后再煮 5 ～ 10 分钟即可代茶饮用。

3. 药茶功效

五指毛桃和茯苓两药配伍可益气健脾、祛湿，加以芡实益肾固精止带。适于气虚夹湿、虚不受补体质人群服用。

4. 注意事项

孕妇、过敏体质、虚寒体质、尿频尿急、津液亏损人群慎用。

5. 药（食）材功效与主治

（1）五指毛桃　桑科植物粗叶榕的干燥根。味甘，性平。归脾、肺、肝经。具有益气健脾、祛痰化湿、舒筋活络的功效。用于肺虚痰喘、脾胃气虚、肢倦无力、食少腹胀、水肿、带下、风湿痹痛、腰腿痛。

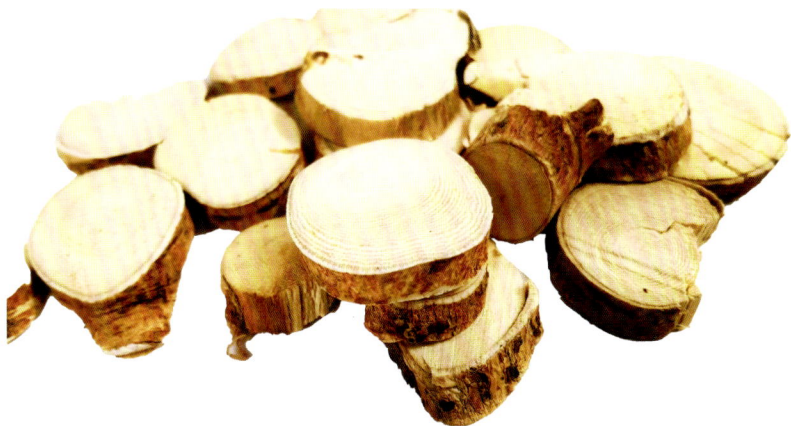

辨材识药锦囊

五指毛桃的选购要点

五指毛桃是岭南中药中难得的一味佳品，也是广东人煲汤的常用中药。五指毛桃选购小技巧：①看色泽，一般以棕黄色为佳；②挑质地，以粗细适中、质地韧者为佳；③闻味道，好的五指毛桃有一股淡淡的椰香味，以香味浓、无异味者为佳。另外一定要注意的是，有毒植物断肠草，其根茎形状与五指毛桃相似，近年来也有多篇文献报道因误将断肠草当五指毛桃食用致食物中毒的事件。为确保五指毛桃中未混杂其他植物，请在中药师的指导下购买和使用五指毛桃。

（2）茯苓　见第114页节气大暑"香荷饮"。

（3）芡实　睡莲科植物芡的干燥成熟种仁。味甘、涩，性平。归脾、肾经。具有益肾固精、补脾止泻、除湿止带的功效。用于遗精滑精、遗尿尿频、脾虚久泻、白浊、带下。

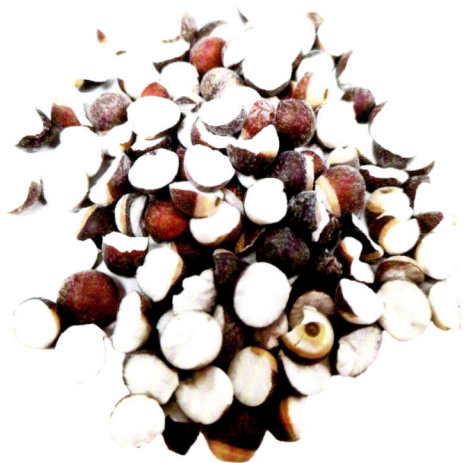

辨材识药锦囊

"水中桂圆"——芡实

　　芡实有"水中桂圆"的美誉，是家庭煲汤常用的食材。芡实呈类球形，多为破粒，完整者直径5～8毫米。表面有棕红色内种皮，一端黄白色，约占全体1/3，有凹点状的种脐痕，除去内种皮显白色。质较硬，断面白色，粉性。气微，味淡。芡实以身干、无虫蛀、颗粒饱满均匀、粉性足、无碎末及皮壳者为佳。由于含大量淀粉，在储存中极易遭虫蛀，需密封保存，并置于通风干燥处。

山银花茶

1. 材料

山银花 6 克，菊花 6 克，枸杞子 10 克。

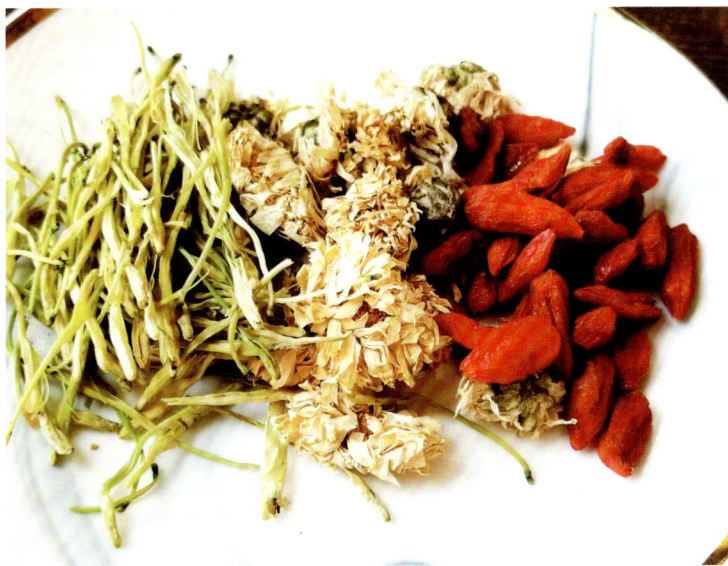

2. 制作方法

将山银花、菊花与枸杞子洗净，一起置入养生壶，加入纯净水 600～800 毫升，煮沸即可代茶饮用。

3. 药茶功效

山银花、菊花和枸杞子三药配伍可清热解毒、养肝明目。适于风热感冒、咽喉肿痛等人群饮用。

4. 注意事项

脾胃虚寒、疮疡属阴证者慎服。

5. 药（食）材功效与主治

（1）山银花　忍冬科植物灰毡毛忍冬、红腺忍冬、华南忍冬或黄褐忍冬的干燥花蕾或带初开的花。味甘，性寒。归肺、心、胃经。具有清热解毒、疏散风热的功效。用于痈肿疔疮、喉痹、丹毒、热毒血痢、风热感冒、温病发热。

辨材识药锦囊

山银花≠金银花

　　山银花与金银花仅一字之差，但其来源不同，性状也有所差异。山银花不能当金银花使用，平时购买时应注意区分。山银花多为长条形，略弯曲，上下粗细相差不大；金银花呈棒状，上粗下细。

　　金银花被誉为"天然抗生素"。其花、茎、叶、藤均可入药，常用于治疗各种热性病，如身热、发疹、发斑、热毒疮痈、咽喉肿痛等。

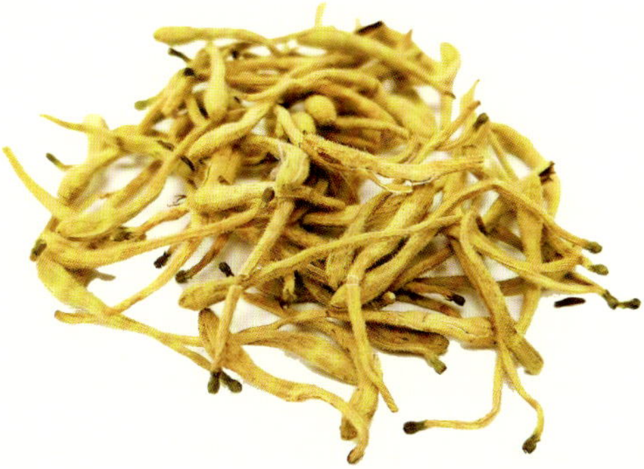

金银花

（2）菊花　见第168页节气寒露"鲜菊花茶"。

（3）枸杞子　见第214页节气大雪"大枣枸杞茶"。

四、春分

《咏廿四气诗·春分二月中》

二气莫交争，春分雨处行。

雨来看电影，云过听雷声。

山色连天碧，林花向日明。

梁间玄鸟语，欲似解人情。

（一）节气特点与养生要点

1. 节气特点

春分是春季第四个节气。春分的"分"有两个含义，一是"季节平分"，传统以立春到立夏之间为春季，而春分日正处于两个节气之中，正好平分了春季；另一含义是"昼夜平分"，在春分这天，太阳直射赤道，昼夜等长，各为十二小时。

由于春分节气平分了昼夜、寒暑，人们在养生时应注意保持人体的阴阳平衡状态。春季养生要顺应春天阳气生发、万物始生的特点，重点体现"生、升"的自然规律。"春分不养，一年白忙。"春分养生需注意阴阳平衡、调和肝脾。

2. 春分三候

春分三候：一候玄鸟至，二候雷乃发声，三候始电。春分节气的气候特点是天气温暖、阳光明媚。春分时节，万物复苏而生机勃发，阳光明媚，春意盎然而万物活跃。人们应当顺四时之度，加强运动，行气活血，增强体质，提升生命活力。应逐步增加身体的活动量，提升与万物之间的感知度，实现身与天地生气合一。

3. 养生要点

春分人体阳气上升，容易失眠烦躁。春分饮食应注意增甘减酸，平衡阴阳。可多吃菠菜、韭菜、山药、草莓、梨等果蔬及鸡蛋、牛肉、鸡肉、豆制品等优质蛋白，可有效补充营养和能量。海鱼、海虾、海蟹等尽量少吃，防止过敏引发身体不适。

（二）养生药茶推荐

🌱 双花茶

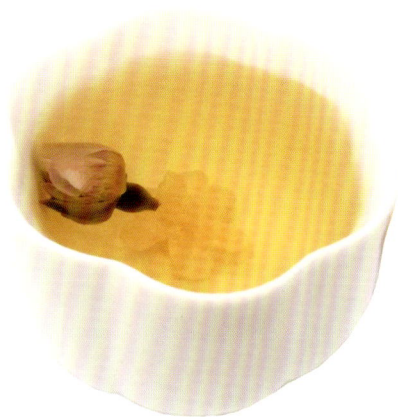

1. 材料

鲜玫瑰花 10 克或干玫瑰花 6 克，鲜茉莉花 10 克或干茉莉花 6 克。

2. 制作方法

将玫瑰花、茉莉花洗净，置入养生壶，加入纯净水 600～800 毫升，煮沸即可代茶饮用。

3. 药茶功效

玫瑰花和茉莉花配伍可达到疏肝解郁的效果，适合肝郁脾虚者饮用。

4. 注意事项

月经量过多者在经期时，孕妇、便秘患者、胃寒以及容易腹泻的患者不适合饮用。

5.药（食）材功效与主治

（1）玫瑰花　蔷薇科植物玫瑰的干燥花蕾。味甘、微苦，性温。归肝、脾经。具有行气解郁、和血、止痛的功效。用于肝胃气痛、食少呕恶、月经不调、跌打伤痛。

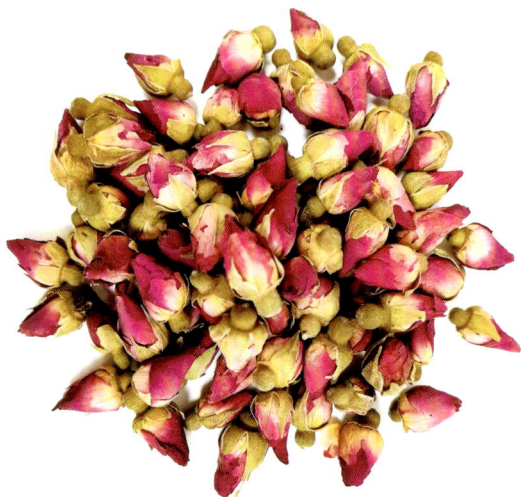

辨材识药锦囊

玫瑰花的选购要点

　　注意避免选经过硫黄熏制的玫瑰花。熏制过的干玫瑰花颜色鲜红、靓丽；而正常玫瑰花的花瓣为紫红色，泡水的干玫瑰花会出现掉色的现象。正常的干玫瑰花咀嚼起来有一股天然的清香，而硫黄熏制的干玫瑰花会有酸酸的味道。

（2）茉莉花　见第141页节气处暑"茉莉鲜茶"。

鲜芦根茶

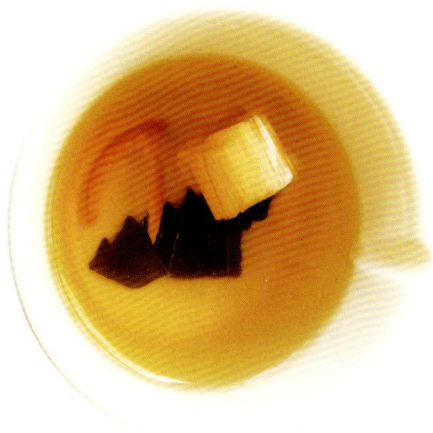

1. 材料

鲜芦根 30 克或干芦根 10 克，鲜桑叶 15 克或干桑叶 10 克，陈皮 6 克。

2. 制作方法

将鲜芦根洗净切段，鲜桑叶洗净，将芦根段、桑叶和陈皮一起置入养生壶，加入纯净水 600～800 毫升，煮沸即可代茶饮用。

3. 药茶功效

鲜芦根配伍桑叶、陈皮可起到清热化湿、消食和胃的作用。适用于湿热中阻、胸膈不畅、恶心、头晕、肢倦纳呆等人群。

4. 注意事项

脾胃虚寒者忌服，经期女性慎服。

5. 药（食）材功效与主治

（1）芦根　禾本科植物芦苇的新鲜或干燥根茎。味甘，性寒。归肺、胃经。具有清热泻火、生津止渴、除烦、止呕、利尿的功效。用于热病烦渴、肺热咳嗽、肺痈吐脓、胃热呕哕、热淋涩痛。

辨材识药锦囊

芦根的选购要点与贮存方法

　　不管是鲜芦根还是干芦根，都以条粗壮、黄白色、有光泽、无须根、质嫩者为佳。芦根采挖后除芽、须根及膜状叶，鲜用或晒干。干品可密闭保存，防潮；鲜品可埋在湿沙中，随时取用。

　　（2）鲜桑叶　见第24页节气雨水"桑叶枸杞茶"。

　　（3）陈皮　见第22页节气雨水"茉莉陈皮茶"。

鲜桑叶麦冬茶

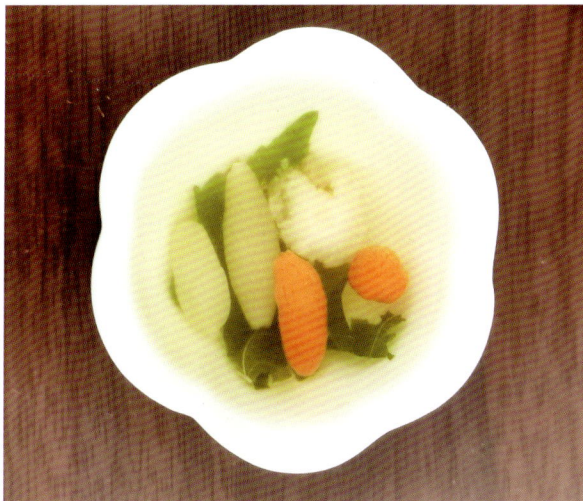

1. 材料

　　鲜桑叶10克或干桑叶6克，麦冬10克，北沙参10克，枸杞子6克。

2. 制作方法

将鲜桑叶洗净，麦冬、北沙参和枸杞子用水浸泡半小时，将上述四种药材置入养生壶，加入纯净水 600 ～ 800 毫升，煮沸即可代茶饮用。

3. 药茶功效

鲜桑叶、麦冬、北沙参和枸杞子四药配伍具有滋阴清热的作用。适于阴虚肺热或燥热伤肺、咳嗽痰稠、口咽干燥人群饮用。

4. 注意事项

脾胃虚寒、感冒者忌服。

5. 药（食）材功效与主治

（1）鲜桑叶　见第 24 页节气雨水"桑叶枸杞茶"。

（2）麦冬　百合科植物麦冬的干燥块根。味甘、微苦，性微寒。归心、肺、胃经。具有养阴生津、润肺清心的功效。用于肺燥干咳、阴虚痨嗽、喉痹咽痛、津伤口渴、内热消渴、心烦失眠、肠燥便秘。

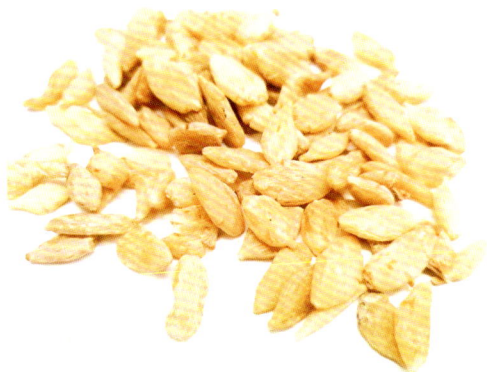

辨材识药锦囊

养阴润肺上品——麦冬

麦冬是中医临床上的常用中药材，《神农本草经》将麦冬列为养阴润肺的上品，言其"久服轻身，不老不饥"。

在选购麦冬时需要注意：表面黄白色或灰黄色，色泽自然，略带半透明；闻起来有天然清香和大自然泥土气息。优质麦冬呈纺锤形，两端稍尖，表面有细纵皱纹，质柔韧，断面呈黄白色，内有中柱。甜中带微苦，嚼起来粘牙。

（3）北沙参　见第 112 页节气大暑"鲜玉竹茶"。

（4）枸杞子　见第 214 页节气大雪"大枣枸杞茶"。

五、清明

《咏廿四气诗·清明三月节》

清明来向晚，山渌正光华。

杨柳先飞絮，梧桐续放花。

鴽声知化鼠，虹影指天涯。

已识风云意，宁愁雨谷赊。

（一）节气特点与养生要点

1. 节气特点

清明在仲春与暮春之交，也是我国传统的春祭节日，古时又称踏青节、祭祖节、三月节、扫墓节等。《历书》有云："春分后十五日，斗指丁，为清明，时万物皆洁齐而清明，盖时当气清景明，万物皆显，因此得名。"清明节源于上古的祭祀文化，大约始于周代，距今已有二千五百多年的历史。在漫长的历史进程中，融合上巳、寒食二节而成为文化内涵丰富的节俗。它不仅是敬宗睦族、弘扬孝道亲情的节日，也是传统民俗追本溯源、增强民族凝聚力的重要纽带，2006 年被列入第一批国家级非物质文化遗产名录。

2. 清明三候

清明分为三候：一候桐始华，二候田鼠化为鴽，三候虹始见。《岁时百问》中说："万物生长此时，皆清洁而明净，故谓之清明。"清明气候温和、草木萌发、杏桃花开，大地给人以清新明朗的感觉。

3. 养生要点

清明多变的天气容易使人受凉感冒，也是多种慢性疾病易复发的时候，容易发生扁桃体炎、哮喘、支气管炎、肺炎；此时又是呼吸道传染病高发时期，如白喉、猩红热、百日咳、麻疹、水痘、流行性脑膜炎等。因而要认真注意天气变化，增减衣服，以及尽量少出入公共场所，尤为注意"病从口入"。因而有慢性病的人要忌食发物。饮食要清淡，忌辛辣，多喝水，以清补为主，多吃蔬菜、水果，以防上火。

（二）养生药茶推荐

🌱 鲜石斛养胃茶

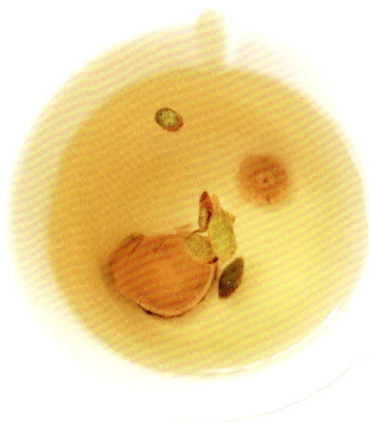

1. 材料

鲜石斛 15 克（或干石斛 6 克），五指毛桃 15 克，（熟）党参 15 克。

2. 制作方法

将鲜石斛洗净切段，五指毛桃和（熟）党参用水浸泡半小时后，一起将鲜石斛段、五指毛桃和（熟）党参置入养生壶，加入纯净水 600 ～ 800 毫升，煮沸 5 ～ 10 分钟即可代茶饮用。

3. 药茶功效

鲜石斛、五指毛桃和（熟）党参三味中药合用，具有益气养阴、健脾养胃作用。这款茶适于食欲减少、阴虚口渴、疲倦乏力、气短无力人群饮用。

4. 注意事项

孕妇忌服。

5. 药（食）材功效与主治

（1）鲜石斛　兰科植物金钗石斛、霍山石斛、鼓槌石斛或流苏石斛的栽培品及其同属植物近似种的新鲜茎。味甘，性微寒。归胃、肾经。具有益胃生津、滋阴清热的功效。用于热病津伤、口干烦渴、胃阴不足、食少干呕、病后虚热不退、阴虚火旺、骨蒸劳热、目暗不明、筋骨痿软。

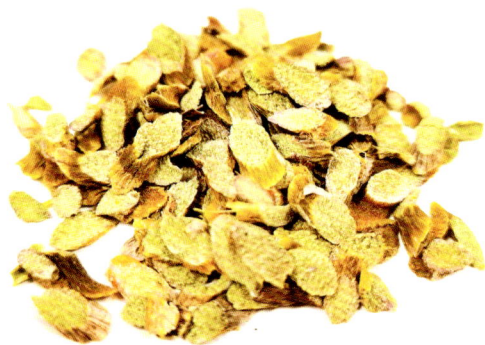

辨材识药锦囊

石斛的选购要点

辨别石斛质量好坏应该先看它的外表。品质好的石斛在其横截面处可见丰富的胶质，颗粒饱满圆润，纤维相对较少。如果横截面像枯草一样，看不到任何胶质，说明品质较差。石斛胶质的密度大于粗纤维，因此同体积的石斛质量越大，胶质含量越多，品质越高。

把新鲜的石斛直接放在嘴里慢慢嚼碎，品尝它的滋味。质量好的石斛会有明显的甜味和淡淡的药香存在，在嚼的过程中还会有大量汁液出现。若在口中像是嚼稻草，有苦味，就属于普通石斛品种。

（2）五指毛桃　见第32页节气惊蛰"五指毛桃茶"。

（3）党参　见第211页节气大雪"鲜党参生脉茶"。

鲜茵陈菊花茶

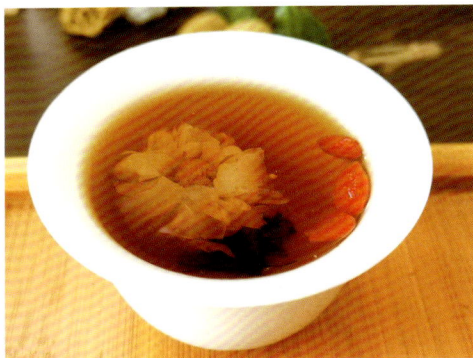

1. 材料

鲜茵陈10克或干茵陈6克，菊花6克，枸杞子10克，冰糖3克。

2. 制作方法

将鲜茵陈洗净切段，一起将鲜茵陈、菊花、枸杞子、冰糖置入养生壶，加入纯净水600～800毫升，煮沸5～10分钟即可代茶饮用。

3. 药茶功效

该茶由鲜茵陈、菊花和枸杞子配伍组成，加以冰糖适量调味，可达到清利湿热、清肝明目的效果。适用于湿温暑湿、肝火上炎等人群。

4. 注意事项

血虚萎黄、瘀血发黄的人不宜服用。

5. 药（食）材功效与主治

（1）茵陈　菊科植物滨蒿或茵陈蒿的干燥地上部分。味苦、辛，性微寒。归脾、胃、肝、胆经。具有清利湿热、利胆退黄的作用。用于黄疸尿少、湿温暑湿、湿疮瘙痒。

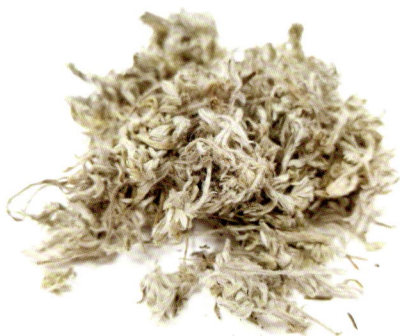

辨材识药锦囊

茵陈的选购要点

茵陈是药食两用的一种中药材，可以解热镇痛、治疗感冒；煮水之后洗浴还有清热止痒的作用。绵茵陈是春天应季的化湿"明星"。茵陈有"三月茵陈四月蒿，五月六月当柴烧"的讲法。选购时以身干、质嫩、绵软、灰绿色、毛如绒、香气浓郁者为佳。

（2）菊花　见第 168 页节气寒露"鲜菊花茶"。

（3）枸杞子　见第 214 页节气大雪"大枣枸杞茶"。

鲜百合雪梨茶

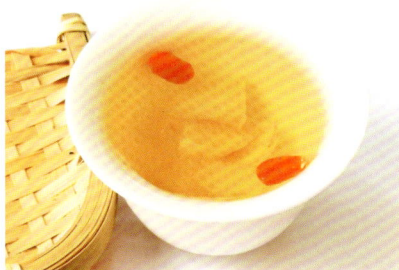

1. 材料

鲜百合 20 克（或干百合 10 克），枸杞子 10 克，雪梨 1 个，冰糖适量。

2. 制作方法

将鲜百合洗净，雪梨切块，一起将百合、雪梨块、枸杞子、冰糖置入养生壶，加入纯净水约 600 毫升，炖煮约 30 分钟即可饮用。

3. 药茶功效

百合与雪梨、枸杞子合用有滋阴、润肺、化痰的作用。适合阴虚咳嗽、咽痛的人群饮用。

4. 注意事项

风寒痰嗽、中寒便滑者忌服。

5. 药（食）材功效与主治

（1）百合   百合科植物卷丹、百合或细叶百合的干燥肉质鳞叶。味甘，性寒。归心、肺经。具有养阴润肺、清心安神的功效。用于阴虚燥咳、劳嗽咳血、虚烦惊悸、失眠多梦、精神恍惚。

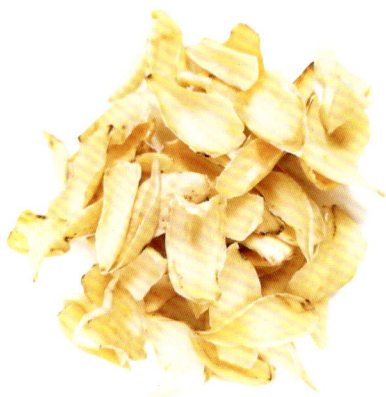

（2）枸杞子   见第 214 页节气大雪"大枣枸杞茶"。

（3）梨   见第 172 页节气寒露"冰糖雪梨茶"。

鲜艾叶茶

1. 材料

鲜艾叶 30 克或干艾叶 10 克，红糖适量。

2. 制作方法

将鲜艾叶洗净，一起和红糖置

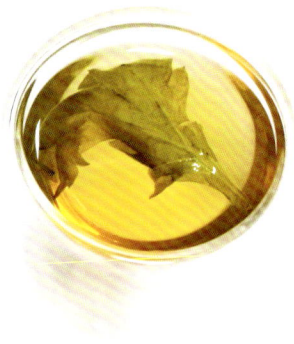

入养生壶，加入纯净水 600 毫升，煮沸即可代茶饮用。

3. 药茶功效

新鲜艾叶花未开时采摘，与红糖合用，有温经止痛的功效。适用于体寒怕冷、宫寒、阳气不足等人群。

4. 注意事项

孕妇忌服，哺乳期妇女和体质虚弱者慎用。

5. 药（食）材功效与主治

（1）鲜艾叶　菊科植物艾的新鲜叶。味辛、苦，性温。归肝、脾、肾经。具有温经止血、散寒止痛的作用。外用祛湿止痒。用于吐血、衄血、崩漏、月经过多、胎漏下血、少腹冷痛、经

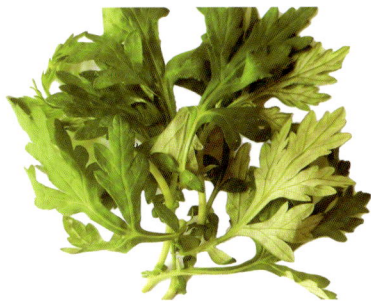

鲜艾叶

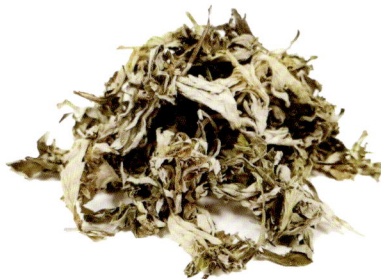

干艾叶

寒不调、宫冷不孕；外治皮肤瘙痒。醋艾炭温经止血，用于虚寒性出血。

辨材识药锦囊

清明服用艾叶正当时

　　清明时节正是食用艾的季节，艾草可以用于烹制各种美食，不仅味道鲜美，而且营养丰富。选购新鲜艾叶时建议选择外观鲜绿、质地柔软、无杂质的，以叶片下面灰白色、茸毛多、香气浓郁者为佳。

（2）红糖　见第15页节气立春"鲜紫苏姜糖茶"。

六、谷雨

《咏廿四气诗·谷雨春光晓》

谷雨春光晓，山川黛色青。

叶间鸣戴胜，泽水长浮萍。

暖屋生蚕蚁，喧风引麦葶。

鸣鸠徒拂羽，信矣不堪听。

（一）节气特点与养生要点

1.节气特点

　　谷雨是二十四节气的第六个节气，亦是春季的最后一个节气。谷雨时节，降水明显增加，是万物生长的时节，所谓"雨生百谷"

指的就是雨水增多，有利于谷类作物的生长。

2. 谷雨三候

谷雨三候：一候萍始生，二候鸣鸠拂其羽，三候戴胜降于桑。谷雨后，气温回升速度加快，故有"清明断雪，谷雨断霜"之说。谷雨节气最主要的特点是雨量增多，空气中的湿度逐渐加大。《群芳谱》中记载："谷雨，谷得雨而生也。"《月令七十二候集解》中说："三月中，自雨水后，土膏脉动，今又雨其谷于水也。雨读作去声，如雨我公田之雨。盖谷以此时播种，自上而下也。"

3. 养生要点

谷雨时节是肝病的多发时节，同时也属于"春"，所以依然是养肝护肝的好时节。谷雨时节已至暮春，在南方开始有炎热之感，天气常常是夜雨昼停，潮湿多雨，经常出现人们口中的"回南天"。中医认为，湿为阴邪，易损阳气，易伤脾胃。因此，祛湿健脾、助脾运化、养肝护肝是谷雨时节养生调理的重点。

谷雨期间，在遵循"少酸多甘"的同时，宜多食用健脾祛湿之品，如山药、芡实、赤小豆、薏苡仁、白扁豆、冬瓜、白萝卜、桑椹等。也可食陈皮、青皮、草果等以理气化湿；或饮藿香、佩兰等茶水以芳香化浊。忌吃生冷肥腻之物，以免进一步损伤脾胃，加重体内湿气困留。谷雨时节饮食以清淡为主，宜进补养生，但要避免过度食用盐、糖、油，以养肝健脾、祛湿为首要目的。

（二）养生药茶推荐

广山药茶

1. 材料

广山药 10 克，陈皮 10 克，枸杞子 10 克。

2. 制作方法

将广山药、枸杞子和陈皮用水浸泡半小时后，一起置入养生壶，加入 600 ～ 800 毫升纯净水，煮沸 10 ～ 15 分钟即可代茶饮用。

3. 药茶功效

广山药佐以陈皮、枸杞子，共奏健脾祛湿、益气补肾之功。适用于脾虚食少、泄泻便溏等人群。

4. 注意事项

糖尿病患者、瘀血阻滞及便秘的人群慎用。

5. 药（食）材功效与主治

（1）广山药　薯蓣科植物褐苞薯蓣的干燥根茎。性平，味甘。归脾、肺、胃经。具有健脾养胃、生津益肺、补肾涩精的功效。用于脾虚泄泻、肺虚喘咳、糖尿病、体虚白带、遗精、遗尿等。

辨材识药锦囊

菜山药、广山药、怀山药、铁棍山药到底有啥区别？

我们在菜市场买的普通山药，又叫"菜山药"，营养价值较低，质地脆，外形粗壮。广山药、怀山药、铁棍山药为中医入药所用，有补脾健胃等功效。广山药粉性更强，手摸有白粉染指，断面也更细腻，有明显的浅红棕色筋脉点。"怀"指的是现在的河南省焦作地区，铁棍山药属怀山药的一种。铁棍山药样子弯弯曲曲的，像树根，颜色很深，有铁锈一样的斑点，根须明显且较多，皮非常薄。

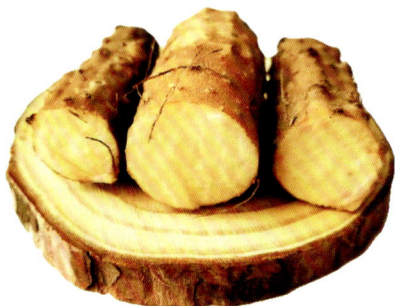

新鲜菜山药

（2）陈皮　见第22页节气雨水"茉莉陈皮茶"。

（3）枸杞子　见第214页节气大雪"大枣枸杞茶"。

鲜桑椹玫瑰花茶

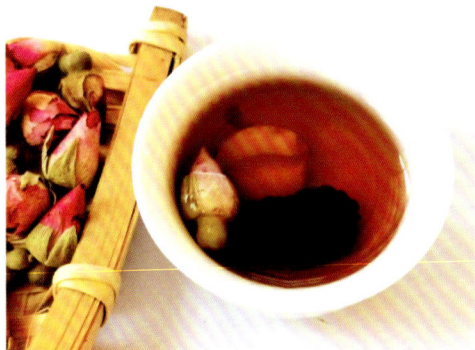

1. 材料

鲜桑椹 20 克（或干桑椹 10 克），玫瑰花 6 克，鲜莲子 20 克或干莲子 10 克。

2. 制作方法

将鲜桑椹洗净去蒂，莲子用水浸泡半小时后，一起将鲜桑椹、莲子和玫瑰花置入养生壶，加入纯净水 600 ～ 800 毫升，煮沸 10 ～ 15 分钟即可代茶饮用。

3. 药茶功效

桑椹、玫瑰花和莲子三味药合用，可达到滋补肝肾、健脾祛湿之功效。特别适合情绪不畅、食欲不振、身体困重不爽的普通人群在谷雨节气前后饮用。

4. 注意事项

孕妇忌服。

5. 药（食）材功效与主治

（1）鲜桑椹　桑科植物桑的干燥新鲜果穗。味甘、酸，性寒。归心、肝、肾经。具有滋阴补血、生津润燥的功效。用于肝肾阴虚、眩晕耳鸣、心悸失眠、须发早白、津伤口渴、内热消渴、肠燥便秘。

辨材识药锦囊

谷雨时，桑椹紫

俗话说："清明至，桑叶绿；谷雨时，桑椹紫。"谷雨时节是桑椹口感和营养最佳的时期，此时的桑椹已开始成熟上市，酸甜多汁，水分足。桑椹不仅花青素含量高，营养丰富，且为治病良药，属药食两用之材，被医学界誉为"21世纪最佳保健果品"，亦有"四月桑椹赛人参"的说法。常吃桑椹能显著提高人体免疫力，具有延缓衰老、美容养颜的功效。以个大、肉厚、紫黑、糖性大者为佳。

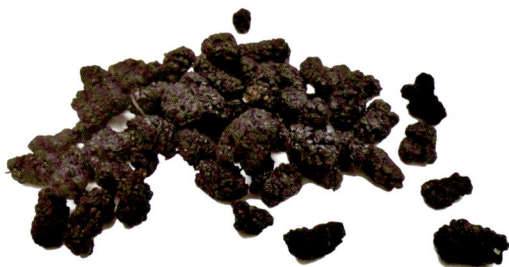

（2）玫瑰花　见第40页节气春分"双花茶"。

（3）鲜莲子　见第97页节气夏至"鲜莲子茶"。

鲜藿香茶

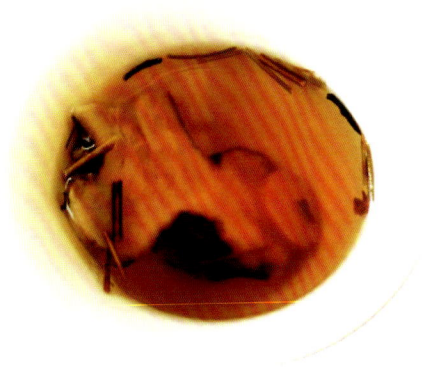

1. 材料

鲜藿香 15 克（或干藿香 5 克），白术 15 克，甘草 5 克。

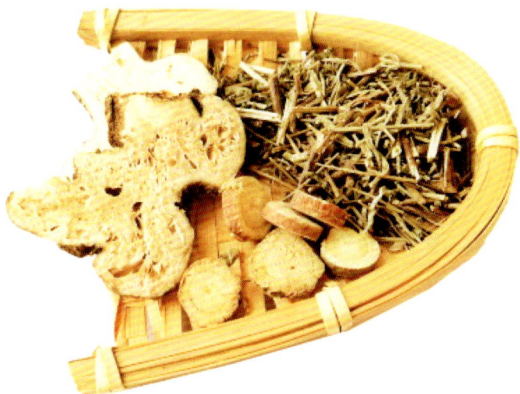

2. 制作方法

将鲜藿香洗净切段，白术和甘草用水浸泡半小时后，一起与鲜藿香置入养生壶，加入纯净水 600 ～ 800 毫升，煮沸 10 ～ 15 分钟即可代茶饮用。

3. 药茶功效

藿香、白术、甘草三药合用，共奏健脾祛湿、益气和胃的功效。

4. 注意事项

阴虚火旺、舌绛光滑者，邪实便秘者以及胃弱、胃热作呕者不宜饮用。孕妇忌服。

5. 药（食）材功效与主治

（1）藿香 唇形科植物广藿香的干燥地上部分。味辛，性微温。归脾、胃、肺经。具有芳香化浊、和中止呕、发表解暑的功效。适用于脾虚食少、湿浊中阻、脘痞呕吐、暑湿表证、湿温初起、发热倦怠、胸闷不舒、寒湿闭暑、腹痛吐泻。

辨材识药锦囊

解暑除湿妙药——藿香

藿香以广州市郊石牌、棠下的产品质量最优，称之为广藿香。在广东的凉茶中，一般可见广藿香。也可以做香囊或香水，闻香祛病，芳香避秽。

藿香叶长于发表散邪，藿香梗长于和中止呕，鲜藿香燥性微弱，长于清化暑湿，故暑月湿热蒸腾时用之最宜。夏季常以本品煮粥或泡茶饮服，对暑湿重着、脾胃湿阻、脘腹胀满、肢体重困、纳差食少、恶心呕吐等效果显著。

（2）白术　菊科植物白术的干燥根茎。味苦、甘，性温。归脾、胃经。具有健脾益气、燥湿利水、止汗、安胎的功效。用于脾虚食少、腹胀泄泻、痰饮眩悸、水肿、自汗、胎动不安。

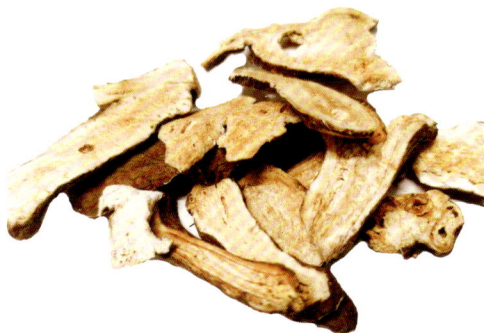

（3）甘草　见第 30 页节气惊蛰"桑菊花茶"。

第二节 · 夏的节气

一、立夏

《咏廿四气诗·立夏四月节》

欲知春与夏，仲吕启朱明。

蚯蚓谁教出，王菰自合生。

帘蚕呈茧样，林鸟哺雏声。

渐觉云峰好，徐徐带雨行。

（一）节气特点与养生要点

1. 节气特点

立夏是农历二十四节气中的第七个节气。所谓"立"即开始的意思，立夏表示春天的结束，夏天的开始。

夏季暑湿热盛，天气炎热容易耗伤人体的正气，湿热易阻碍人体的气机。此外夏季人们贪凉且喜欢凉的食物，中医认为凉的食物属寒湿之物。

2. 立夏三候

立夏三候：一候蝼蝈鸣，二候蚯蚓出，三候王瓜生。初夏时节，风暖昼长，草长莺飞，蝉鸣蛙叫，万物并秀。立夏后，日照增加，气温渐升，雷雨增多，湿气渐大，身体各脏器也随之受到季节的影响。

3. 养生要点

中医认为，夏季气候炎热，在五行中属火，与人体五脏中的"心"对应，夏与心相通，心阳在夏季最为旺盛，功能最强。立夏时节正处于春夏交替时期，此时心阳始旺而未盛，若起居饮食稍有不慎则易受寒而伤阳，影响心脏的正常功能，容易引发心血管疾病。因此，护阳养心是立夏时期养生调理的重点。立夏饮食原则：增酸减苦、补肾助肝、调养胃气。夏天人的消化功能会相对减弱，情绪浮躁，建议多吃清淡易消化的食物。

（二）养生药茶推荐

鲜荷叶茶

1. 材料

鲜荷叶 20 克（或干荷叶 6 克），山楂 10 克，甜叶菊适量（2 ～ 3 片）。

2. 制作方法

将鲜荷叶洗净后切段，山楂用水浸泡半小时后置入养生壶，加入纯净水 600 ~ 800 毫升，煮沸 10 ~ 15 分钟后，再加入鲜荷叶、甜叶菊，煮沸即可代茶饮用。

3. 药茶功效

荷叶、山楂和甜叶菊三者配伍可健脾消脂、养阴生津。适用于湿热、痰湿体质的高血压、高血脂等人群。

4. 注意事项

脾胃虚寒者、儿童与孕妇慎用。甜叶菊有降血压作用，不适合低血压人群。此茶不能长期过量饮用，以免引起不适。

5. 药（食）材功效与主治

（1）鲜荷叶　见第 121 页节气立秋"鲜荷叶薏米茶"。

（2）山楂　见第129页节气立秋"陈皮酸梅茶"。

（3）甜叶菊　菊科植物甜叶菊的干燥叶。味甘，性平。归胃、肺经。具有生津止渴、养阴潜阳的功效。用于消渴、头晕、高血压、口臭、便秘。

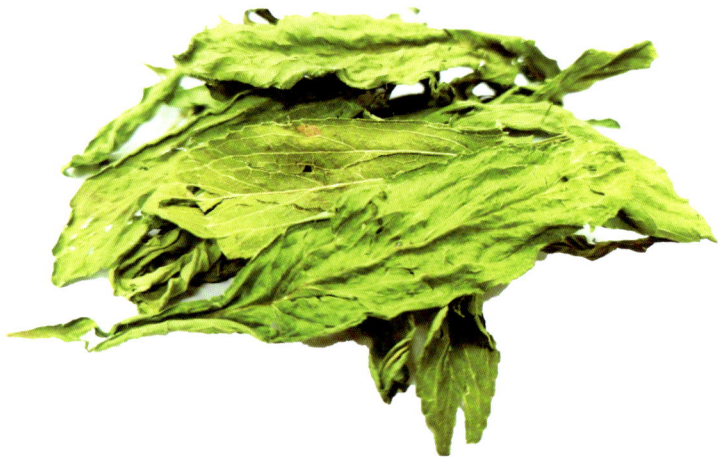

辨材识药锦囊

天然甜味剂——甜叶菊

　　甜叶菊的主要成分为甜菊糖苷，是一种低热量、高甜度的天然甜味剂，是目前已知最甜且安全有效的天然代糖。因此，甜叶菊常用于原发性高血压、糖尿病、肥胖病和应限制食糖的患者。

　　俗话说良药苦口，但却让人难以下咽，特别是对于慢性病需长时间服药者或是儿童。甜叶菊口味清香、甘甜，与中药配伍，能改善中药汤剂苦涩等不良口感，让中药汤剂不再苦口，提高患者服药依从性和疗效。

鲜香薷饮

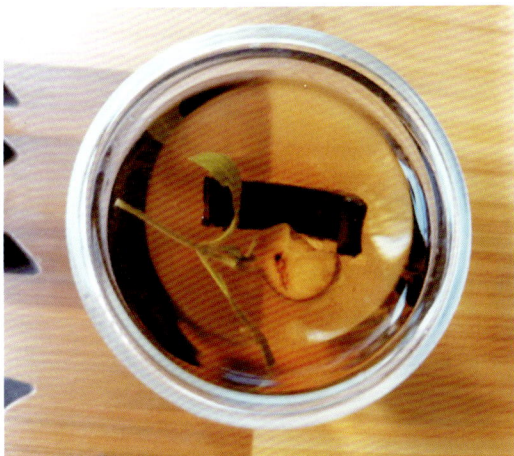

1. 材料

鲜香薷 15 克（或干香薷 5 克），姜厚朴 6 克，炒白扁豆 6 克。

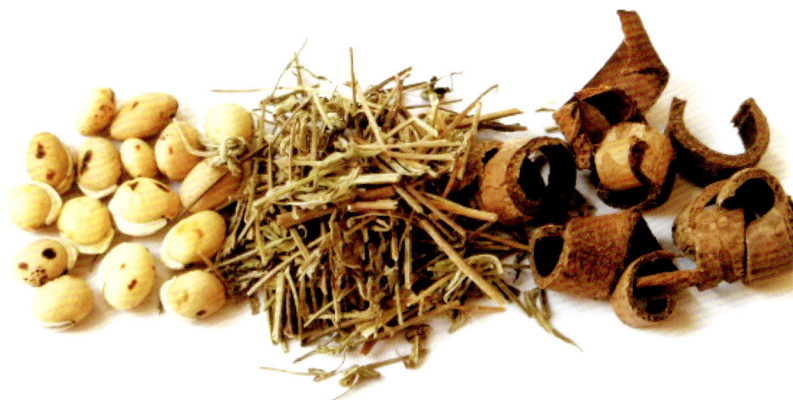

2. 制作方法

将鲜香薷洗净后切段，姜厚朴和炒白扁豆用水浸泡半小时后，一起将姜厚朴和炒白扁豆置入养生壶，加入纯净水 600 ～ 800 毫升，煮沸 10 ～ 15 分钟后，再加入鲜香薷，煮沸即可代茶饮用。

3. 药茶功效

此方来源于经典名方"香薷饮"。香薷、厚朴和白扁豆三药相伍，外可解表散暑邪，内能化湿健中焦。适用于阴暑证，如发热恶寒、无汗、身重体痛、腹痛吐泻、肢倦少气乏力等人群。

4. 注意事项

气虚、阴虚、表虚多汗者不宜饮用。暑热病发热、汗出不恶寒及心烦口渴者忌用。

5. 药（食）材功效与主治

（1）香薷　唇形科植物石香薷或江香薷的干燥地上部分。味辛，性微温。归肺、胃经。具有发汗解表、化湿和中的功效。用于暑湿感冒、恶寒发热、头痛无汗、腹痛吐泻、水肿、小便不利。

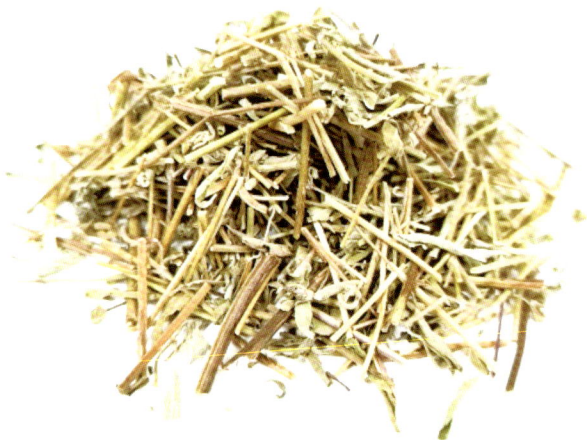

辨材识药锦囊

"夏月麻黄"——香薷

"香薷乃夏月解表之药，如冬月之用麻黄，气虚者尤不可多服。"有医家认为，解表者，冬春宜麻黄，暑夏宜香薷。香薷既可以作为药物用于治病，也可以作为食物供人们食用。老百姓善于在粥中加入香薷三两片，做香薷粥，供夏日解暑。选购时以质嫩、茎淡紫色、叶绿色、花穗多、香气浓烈者为佳。

（2）厚朴 木兰科植物厚朴或凹叶厚朴的干燥干皮、根皮及枝皮。味苦、辛，性温。归脾、胃、肺、大肠经。具有燥湿消痰、下气除满的功效。用于湿滞伤中、脘痞吐泻、食积气滞、腹胀便秘、痰饮喘咳。取厚朴丝，照姜汁炙法炒干即为姜厚朴。

（3）白扁豆 豆科植物扁豆的干燥成熟种子。味甘，性微温。归脾、胃经。具有健脾化湿、和中消暑的功效。用于脾胃虚弱、食欲不振、大便溏泻、白带过多、暑湿吐泻、胸闷腹胀。炒白扁豆健脾化湿，用于脾虚泄泻、白带过多。

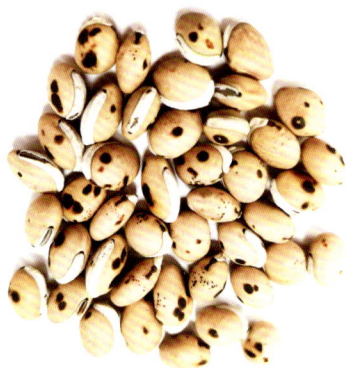

🌱 **鲜白茅根茶**

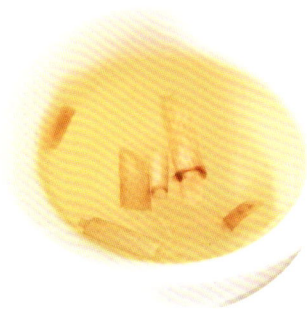

1. 材料

鲜白茅根 60 克（或干白茅根 10 克），甘蔗 60 克。

2. 制作方法

将鲜白茅根、甘蔗洗净后切小段，一起将其置入养生壶，加入纯净水约 600 毫升，煮沸 10 ～ 20 分钟后即可代茶饮用。

3. 药茶功效

白茅根加以甘蔗煮水，具有清热解毒、利尿的功效。适用于口干口苦、小便不利、热淋涩痛等人群。

4. 注意事项

体质寒凉、小便频繁且无湿热症状者不宜食用。

5. 药（食）材功效与主治

（1）鲜白茅根　禾本科植物白茅的新鲜根茎。味甘，性寒。归肺、胃、膀胱经。具有凉血止血、清热利尿的功效。用于血热吐血、衄血、尿血、热病烦渴、肺热咳嗽、胃热呕吐、湿热黄疸、水肿尿少、热淋涩痛。

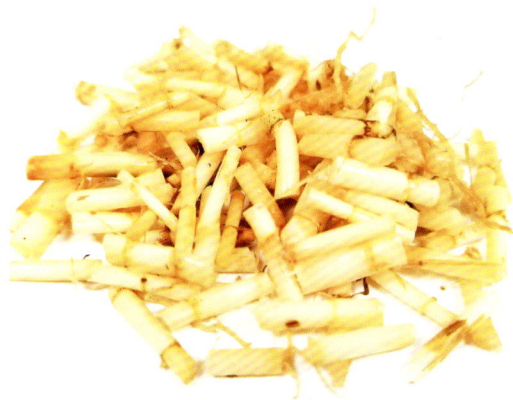

辨材识药锦囊

白茅根的选购要点

白茅根不仅是一种美味的食材，也是一味效用广泛的中药材。在挑选白茅根时，以根部白、粗壮、味道甜美者为佳。

（2）甘蔗　禾本科植物甘蔗的茎秆。秋、冬季采收，除去叶、根，鲜用。味甘，性寒。归肺、脾、胃经。具有清热生津、润燥和中、解毒的功效。用于烦热消渴、呕哕反胃、虚热咳嗽、大便燥结、痈疽疮肿。

鲜粉葛淡竹茶

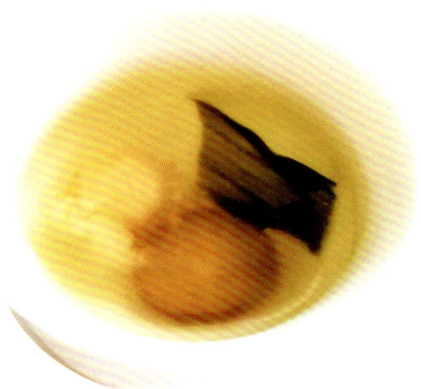

1. 材料

鲜淡竹叶 15 克（或干淡竹叶 5 克），鲜粉葛 30 克或干粉葛10 克，北沙参 5 克，甘草 5 克。

2. 制作方法

将鲜淡竹叶洗净切小段，鲜粉葛洗净切片，然后一起将鲜淡竹叶、粉葛、北沙参、甘草置入养生壶，加入纯净水600～800毫升，煮沸10～15分钟后即可代茶饮用。

3. 药茶功效

淡竹叶、粉葛、北沙参和甘草四味中药同用，可起到益气生津、清热利湿的作用。此茶饮适于有困倦无力、食欲不振、心烦口渴、小便黄赤、热淋涩痛等湿热症状的人群饮用。

4. 注意事项

无实火、湿热者慎服，体虚有寒者、肾亏尿频者、孕妇禁服。

5. 药（食）材功效与主治

（1）淡竹叶 见第124页节气立秋"鲜淡竹绿茶"。

（2）鲜粉葛 豆科植物甘葛藤的新鲜根。具有解肌退热、生津止渴、透疹、升阳止泻、通经活络、解酒毒的功效。性凉，味甘、辛。归脾、胃经。用于外感发热头痛、项背强痛、口渴、消

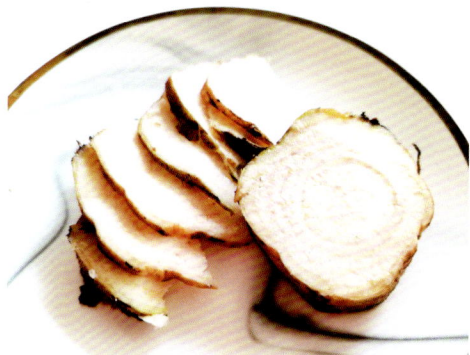

渴、麻疹不透、热痢、泄泻、眩晕头痛、中风偏瘫、胸痹心痛、
酒毒伤中。

葛根不是粉葛

　　葛根与粉葛的区别：①来源不同。葛根为豆科植物野葛的干燥根，习称野葛。粉葛为豆科植物甘葛藤的干燥根。②性状不同。葛根灰棕色，质地松散，纤维多，淀粉含量少，多为野生采集。粉葛呈白色，质地坚实而脆，粉性足，淀粉含量高，多为种植采集。

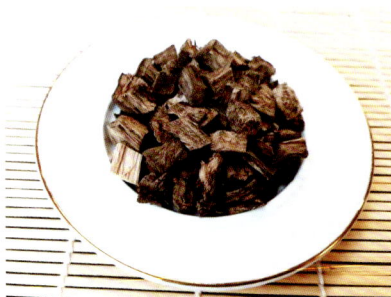

粉葛

葛根

（3）北沙参　见第112页节气大暑"鲜玉竹茶"。

（4）甘草　见第30页节气惊蛰"桑菊花茶"。

二、小满

《咏廿四气诗·小满四月中》

小满气全时，如何靡草衰。

田家私黍稷，方伯问蚕丝。

杏麦修镰钐，锄耰竖棘篱。

向来看苦菜，独秀也何为？

（一）节气特点与养生要点

1. 节气特点

小满是二十四节气中的第八个节气，也是夏季的第二个节气。每年这个时候，夏熟的农作物未完全成熟，却渐渐饱满，故称为"小满"。此时，气温明显升高，降水逐渐增多，温热夹湿的天气，容易使身体阳气受损，体内湿气增加。小满过后，气温逐渐升高，雨水量也日益增多，昼夜温差也较大。小满时节的天气特点便是"暑湿"，人体容易受到暑热与湿邪的侵入，从而引发风湿病、水肿、肥胖等，更会引发湿疹、脚气、下肢溃疡等皮肤疾病。中医认为，像四肢沉重、容易疲劳、失眠、食欲下降、恶心、头晕等问题都跟体内湿气有关，属于脾失健运。脾主运湿，因此小满时养生重点为健脾祛湿，养护身心。

2. 小满三候

小满分三候：一候苦菜秀，二候靡草死，三候麦秋至。小满时节，万物繁茂，生长最旺盛，此时应及时适当补充营养，养护好五脏。《月令七十二候集解》中讲："四月中，小满者，物至于此小得盈满。"小满时节，不仅标志着暑天湿热拉开帷幕，也是节气养生的转折点。

3. 养生要点

小满气温升高，气候潮湿，肠胃积热、经常便秘、反复口腔溃疡等容易加重。可尝试食用清热、健脾、利湿的食物，如绿豆、莴笋、白萝卜、冬瓜、胡萝卜、番茄、山药等。平时多吃新鲜水果蔬菜可以补充身体所需的维生素和矿物质，还能够清心祛暑、养阴和胃。如黄瓜、西瓜、梨、水芹、樱桃、木耳等都有清热泻火的效果，还可补充身体所需的营养物质。

（二）养生药茶推荐

菊花薄荷茶

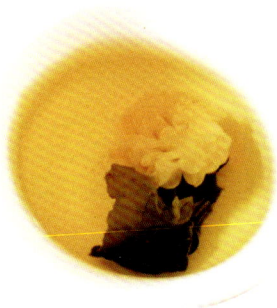

1. 材料

菊花 10 克，鲜薄荷 20 克或干薄荷 10 克。

2. 制作方法

将菊花、薄荷一起置入养生壶，加入纯净水约 600 毫升，煮沸即可代茶饮用。

3. 药茶功效

菊花和薄荷配伍，菊花能够凉肝，薄荷能够疏肝。适用于肝火上扰导致的头晕、眼睛痒涩等人群。

4. 注意事项

虚寒体质、平时怕冷、易手脚发凉的人不宜经常饮用。

5. 药（食）材功效与主治

（1）鲜薄荷　唇形科植物薄荷的新鲜地上部分。味辛，性凉。归肺、肝经。具有疏散风热、清利头目、利咽、透疹、疏肝行气的功效。用于风热感冒、风温初起、头痛、目赤、喉痹、口疮、风疹、麻疹、胸胁胀闷。

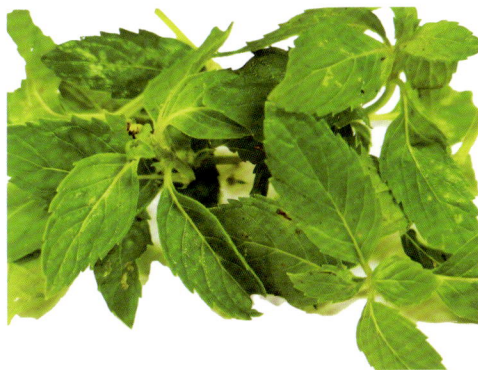

辨材识药锦囊

清利头目之佳品——薄荷

薄荷能清风热、解头痛、利咽喉。除了泡水喝，薄荷叶还可以用来制作各种美食。选购薄荷叶时有一些小技巧：新鲜的薄荷叶应该是翠绿色的，叶片完整无破损，闻起来有浓郁的薄荷香味；如果是购买干燥的薄荷茶，建议选择包装完好、无杂质、色泽均匀的产品。

（2）菊花　见第 168 页节气寒露"鲜菊花茶"。

决明子枸杞茶

1. 材料

决明子 15 克（宜打碎），枸杞子 10 克。

2. 制作方法

将决明子捣碎，与枸杞子一起置入养生壶，加入纯净水 600 ～ 800 毫升，煮沸 10 ～ 15 分钟即可代茶饮用。

3. 药茶功效

决明子和枸杞子搭配可相互增效，共奏清热解毒、明目润肠的功效，还可提高免疫力，延缓衰老。适用于经常用眼导致的眼睛干涩或阴虚火旺等症状人群。同时可以辅助降血压、降血脂、预防心脑血管疾病。

4. 注意事项

决明子性微寒，脾胃虚弱者不宜服用，也不可久服。

5. 药（食）材功效与主治

（1）决明子　豆科植物钝叶决明或决明（小决明）的干燥成熟种子。味甘、苦、咸，性微寒。归肝、大肠经。具有清热明目、润肠通便的功效。用于目赤涩痛、羞明多泪、头痛眩晕、目暗不明、大便秘结。

辨材识药锦囊

决明子的选购要点

决明子以大小均匀、种粒饱满、完整坚硬、干燥、没有砂土和其他杂质、绿棕色或黄褐色者为佳。

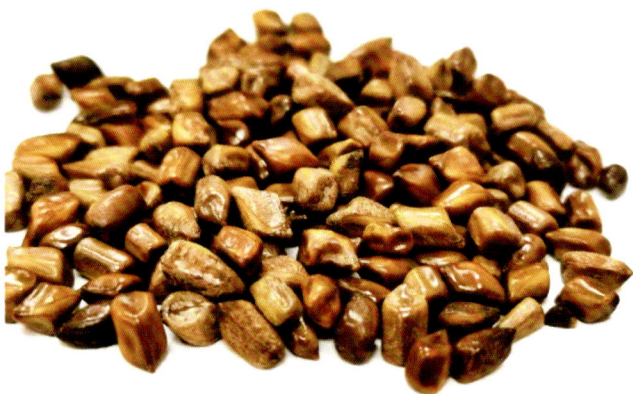

（2）枸杞子　见第 214 页节气大雪"大枣枸杞茶"。

鲜薄荷茶

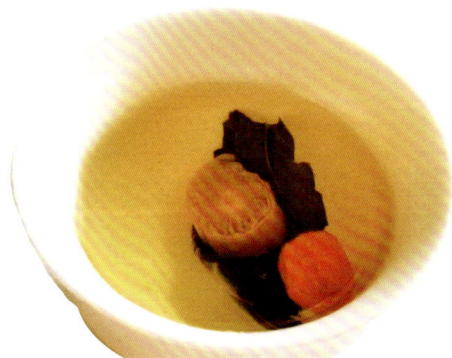

1. 材料

鲜薄荷叶 10 克或干薄荷 5 克，熟党参 10 克，枸杞子 10 克。

2. 制作方法

先将鲜薄荷叶洗净，党参用水浸泡半小时，然后将党参、枸杞子置入养生壶，加入纯净水 600 ～ 800 毫升，煮沸 10 分钟后，再加入薄荷叶，煮沸即可代茶饮用。

3. 药茶功效

薄荷配熟党参补中有散，共奏补脾疏肝之功。党参蒸熟后质油润，可增强补中益气作用。薄荷、熟党参佐以枸杞子，三药共奏顺肝之性、助益脾气、安和五脏之功。

4. 注意事项

孕妇忌服。

5. 药（食）材功效与主治

（1）鲜薄荷　见第 77 页节气小满"鲜薄荷茶"。

（2）熟党参　为党参的炮制品。见第 211 页节气大雪"鲜党参生脉茶"。

（3）枸杞子　见第 214 页节气大雪"大枣枸杞茶"。

三、芒种

《咏廿四气诗·芒种五月节》

芒种看今日，螳螂应节生。

彤云高下影，鹥鸟往来声。

渌沼莲花放，炎风暑雨情。

相逢问蚕麦，幸得称人情。

（一）节气特点与养生要点

1. 节气特点

芒种是二十四节气中的第九个节气。芒种，是农作物成熟的意思。此时，万物走向繁荣，一片生机盎然。芒种是夏季的第三个节气，意味着夏季炎热气候逐渐开始。芒种时节，很多地区先后进入梅雨季节，雨日多，雨量大，日照少，有时还伴有低温，是一年中降水量最多的时节。

2. 芒种三候

芒种三候：一候螳螂生，二候鵙始鸣，三候反舌无声。《月令七十二候集解》中讲："五月节，谓有芒之种谷可稼种矣。"芒种前后，天暑下迫，地湿上蒸，气候潮湿闷热，不仅容易上火，更易被湿邪侵袭，中暑、肠胃疾病、蚊虫叮咬等极易发生。加之暑热难耐，令人食欲不佳、胸闷腹胀、困倦无力、萎靡不振。此时养生，需清暑祛湿。俗语云："春争日，夏争时。""争时"指夏令时节的收种农忙，其实芒种养生也要"争时"。

3. 养生要点

中医认为，芒种时节养生调理，衣食住行均需做到"养心助阳，护脾祛湿"。芒种期间饮食上以清补为主，多补水，宜吃酸，护脾胃，不可贪食寒凉之物。芒种后湿邪之气逐渐加重，所以更要选择清淡祛湿的食物。适当吃些苦食，一般苦味的食物具有清热解毒、泻热养阴的作用，例如苦瓜、芥蓝、荞麦等。湿属于阴邪，而脾喜燥恶湿，脾胃在这时很容易"受伤"。

（二）养生药茶推荐

🌱 桑椹酸梅汤

1. 材料

乌梅 30 克，鲜山楂 20 克或干山楂 10 克，陈皮 10 克，鲜桑椹 20 克或干桑椹 10 克，甘草 3 克，洛神花 20 克，冰糖 150 克。

2. 制作方法

将乌梅、陈皮、甘草、山楂、桑椹、洛神花洗净，用清水浸泡半小时。置入砂锅，加入3000毫升左右的清水，煮沸后转小火慢熬30～40分钟。加入冰糖约60克再煮5分钟，然后过滤掉药材。加适量水继续熬煮40分钟左右，加入冰糖约90克后煮5分钟，倒出汤汁放凉后放冰箱冷藏即可（可加入适量干桂花以增加香气）。

3. 药茶功效

酸梅汤是中国传统的夏季解暑生津佳品，乌梅、山楂、甘草、陈皮、冰糖是基本原料。本药茶辅以洛神花、桑椹，具有生津止渴、行气散瘀、消食开胃、提神的功效。适合食欲不振、口干少津、倦怠乏力等人群。

4. 注意事项

脾胃虚寒、平常容易拉肚子的人群不适合饮用，孕产妇人群慎用。

5. 药（食）材功效与主治

（1）山楂　见第129页节气立秋"陈皮酸梅茶"。

（2）乌梅　见第135页节气处暑"乌梅绿茶"。

（3）桑椹　见第59页节气谷雨"鲜桑椹玫瑰花茶"。

（4）陈皮　见第22页节气雨水"茉莉陈皮茶"。

（5）洛神花　又叫玫瑰茄。锦葵科植物玫瑰茄的花萼。味酸，性凉。具有敛肺止咳、清暑热、降血压、解酒的功效。用于中暑、醉酒、咳嗽以及高血压、动脉硬化症等。

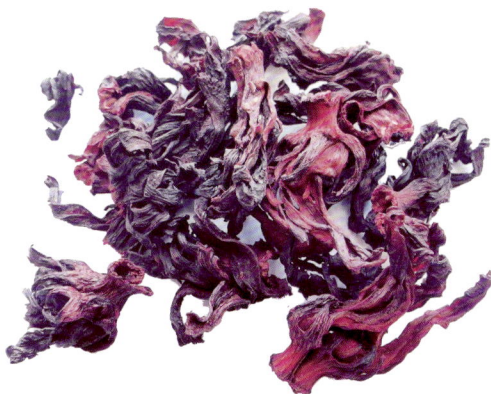

"植物红宝石"——洛神花

　　洛神花在夏秋间开放，因其红、绿、黄相间十分美丽，故有"植物红宝石"的美誉。

　　《新华本草纲要》中记载玫瑰茄（洛神花）的根、种子可以入药，有利尿功能。洛神花可以泡水喝，但是孕妇及处于生理期、胃酸过多、体质虚寒的人不宜饮用。另外建议洛神花茶在饭后饮用，可以助消化。

　　（6）甘草　见第30页节气惊蛰"桑菊花茶"。

鲜枇杷叶茶

　　1. 材料

　　鲜枇杷叶20克（或干枇杷叶5克），玉竹10克，麦冬10克，

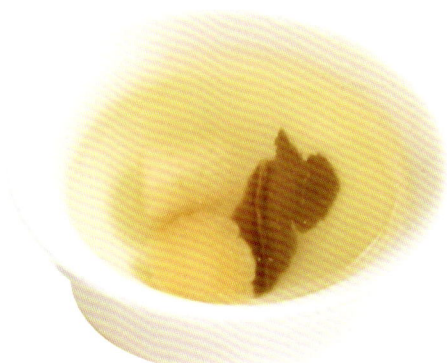

蜂蜜适量。

2. 制作方法

将鲜枇杷叶洗净，刷去茸毛切丝备用。将玉竹、麦冬用水浸泡半小时后置入养生壶，加入纯净水 600 ～ 800 毫升。煮沸 15 ～ 20 分钟后再加入鲜枇杷叶煮沸，加入适量蜂蜜即可代茶饮用。

3. 药茶功效

枇杷叶配伍麦冬、玉竹以养阴润燥、润肺止咳。适用于肺热咳嗽、咽干口渴、心烦失眠等人群。

4. 注意事项

胃寒呕吐及肺感风寒咳嗽者不宜饮用。

5. 药（食）材功效与主治

（1）枇杷叶　蔷薇科植物枇杷的干燥叶。味苦，性微寒。归肺、胃经。具有清肺止咳、降逆止呕的功效。用于肺热咳嗽、气逆喘急、胃热呕吐、哕逆、烦热口渴。

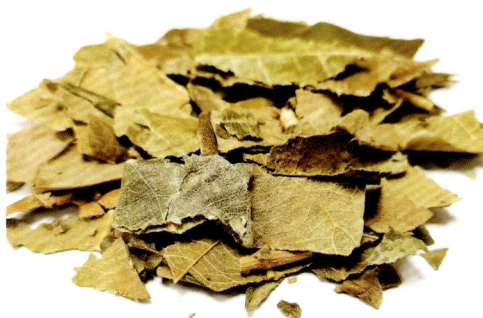

（2）玉竹　百合科植物玉竹的干燥根茎。味甘，性微寒。归肺、胃经。具有养阴润燥、生津止渴的功效。用于肺胃阴伤、燥热咳嗽、咽干口渴、内热消渴。

辨材识药锦囊

滋阴佳品——玉竹

玉竹质地脆硬或稍软，容易折断，断面呈角质样或显颗粒性。气味微弱，尝之味甘，嚼之发黏。

挑选新鲜玉竹时，要选择外形长且直径宽，横切面扁圆形或长方形，外壁有稍厚角质，颜色发白或为淡黄色，品尝起来清脆而有甘甜味道的。挑选干玉竹时，颜色应为自然的淡黄色，气微且略带甘甜；闻起来有刺激性酸味、颜色白且浅的可能经过硫黄熏蒸，不要选择。

（3）麦冬　见第 44 页节气春分"鲜桑叶麦冬茶"。

鲜马齿苋茶

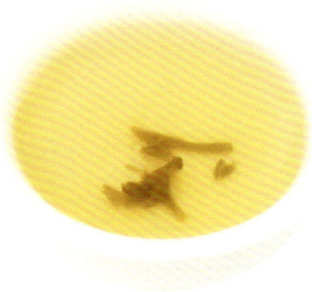

1. 材料

鲜马齿苋 30 克（或干马齿苋 10 克），冰糖适量。

2. 制作方法

将鲜马齿苋洗净，切小段，置入养生壶，加入 600 毫升的纯净水和冰糖，煮沸 5 ～ 10 分钟后即可代茶饮用。

3. 药茶功效

马齿苋加以冰糖调味，适用于热毒血痢、痈肿疔疮、湿疹、便血痔血、急性肠炎等人群。

4. 注意事项

孕妇、有脾胃病史的人群不宜饮用。马齿苋性寒，不可过量或长期饮用。

5. 药（食）材功效与主治

鲜马齿苋：马齿苋科植物马齿苋的新鲜地上部分。味酸，性寒。归肝、大肠经。具有清热解毒、凉血止血、止痢的功效。用

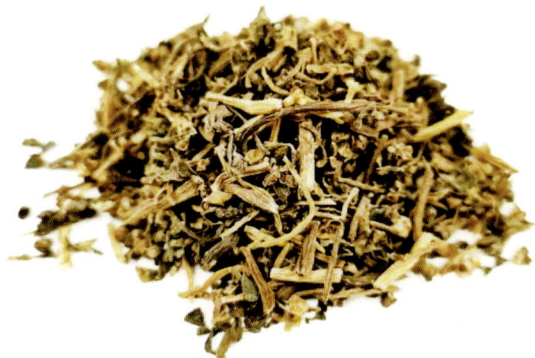

鲜马齿苋

干马齿苋

于热毒血痢、痈肿疔毒、湿疹、丹毒、蛇虫咬伤、便血、痔血、崩漏下血。

辨材识药锦囊

"天然抗生素"——马齿苋

马齿苋为生活中常见的野菜，因其对志贺菌属、大肠埃希菌、金黄色葡萄球菌等多种细菌的强效抑制作用，被称为"天然抗生素"。此外，马齿苋还含有丰富的维生素E和胡萝卜素，可以抗衰老、防治冠心病等。

挑选时应选新鲜的、叶片大而厚实的，这样的马齿苋营养价值更高。马齿苋属于寒凉性质，不能过量食用，否则可能会刺激到肠道，引发肠胃问题。

鲜土茯苓茶

1. 材料

鲜土茯苓 30 克或干土茯苓 10 克，五指毛桃 15 克，枸杞子 10 克。

2. 制作方法

将鲜土茯苓洗净切片，和五指毛桃、枸杞子洗净后一起置入养生壶，加入纯净水约 600 毫升，煮沸 10～15 分钟后即可代茶饮用。

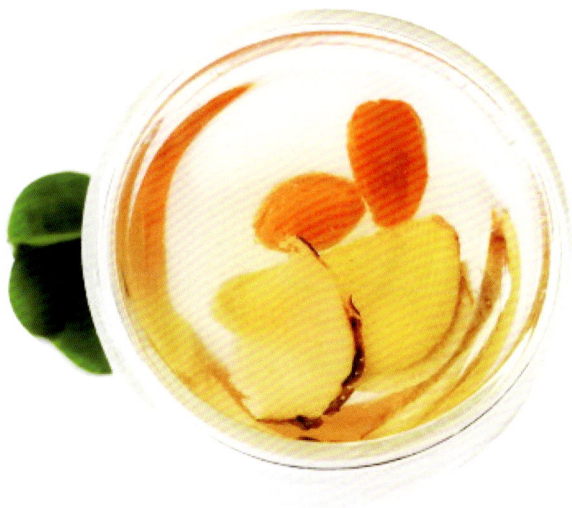

3. 药茶功效

土茯苓、五指毛桃和枸杞子三者配伍，具有补气健脾、化痰除湿、通利关节的功效。适用于湿热淋浊、脾虚浮肿、食少无力、盗汗及带下等症。

4. 注意事项

有胃病、热证（如口臭、大便干硬）等的人群不宜饮用。

5.药（食）材功效与主治

（1）鲜土茯苓　百合科植物光叶菝葜的新鲜根茎。味甘、淡，性平。归肝、胃经。具有解毒、除湿、通利关节的功效。用于梅毒及汞中毒所致的肢体拘挛、筋骨疼痛、湿热淋浊、带下、疥癣、湿疹瘙痒、痈肿、瘰疬。

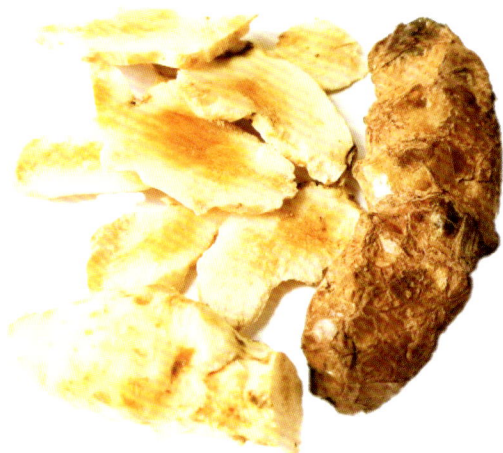

辨材识药锦囊

土茯苓的选购要点

土茯苓分红白两种。市面上常见的红土苓、冷饭团、硬饭头、土苓、土草薢、山牛……其实都是土茯苓的别称。

挑选整块的土茯苓，以外皮红褐色、肉质坚实者为佳。挑选加工过的土茯苓片，可选片薄、整齐、筋少粉足的。有些土茯苓会有轻微霉变的现象，这有可能是加工时掺杂淀粉并储存不当造成的，挑选时要注意。

（2）五指毛桃　见第32页节气惊蛰"五指毛桃茶"。

（3）枸杞子　见第214页节气大雪"大枣枸杞茶"。

四、夏至

《咏廿四气诗·夏至五月中》

处处闻蝉响，须知五月中。

龙潜渌水穴，火助太阳宫。

过雨频飞电，行云屡带虹。

蕤宾移去后，二气各西东。

（一）节气特点与养生要点

1. 节气特点

夏至是二十四节气中的第十个节气，也是夏季的第四个节气。

气温高、湿度大、不时出现雷阵雨是夏至后的天气特点。夏至阳热盛极始衰，阴始生，故夏至后天地之气逐渐下迫地面，闷热之感逐渐明显，此时需注意防暑降温。根据中医理论，夏至位于离卦属火，对应五脏之心，因此夏至开始，重在养心。

2. 夏至三候

夏至三候：一候鹿角解，二候蝉始鸣，三候半夏生。在炎热的夏季，一些喜阴的生物开始出现，而阳性生物开始衰退。夏至的到来，意味着高温的洗礼真正开始，世间万物笼罩在夏日熏风之中，不久便会进入一年中最热的三伏天。

3. 养生要点

夏至为心火当令，心火过旺则克制肺金。人体出汗多，腠理发泄，饮食宜多食酸味。酸味起到收敛作用，防出汗过多，以固肌表。绿豆汤、酸梅汤、西瓜均可消暑解渴，不可过食或冰镇食之，避免损伤脾阳。同时，冷饮摄入不应过量，以免引发肠胃问题。同时夏季饮食多食些咸味，补充出汗多丢失的盐分，防止汗多损伤心气。

（二）养生药茶推荐

🌱 鲜车前草茶

1. 材料

鲜车前草 30 克或干车前草 10 克，鲜淡竹叶 20 克或干淡竹叶 10 克，甘草 10 克。

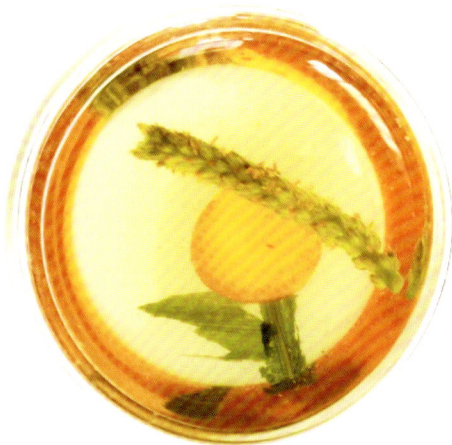

2. 制作方法

将鲜车前草、淡竹叶洗净，切段，甘草用水浸泡半小时后，置入养生壶，加入纯净水约 800 毫升，煮沸 5 分钟后，再加入鲜车前草、鲜淡竹叶，煮沸即可代茶饮用。

3. 药茶功效

车前草、淡竹叶和甘草三药合用，共奏清热解毒、利尿通淋之功。适用于泌尿系统感染、小便赤热等人群。

4. 注意事项

车前草性寒，不可过量食用。脾胃虚寒，经常腹痛、腹泻及泛吐清水的人群不宜饮用。

5. 药（食）材功效与主治

（1）鲜车前草　车前科植物车前或平车前的新鲜全草。味甘，性寒。归肝、肾、肺、小肠经。具有清热利尿通淋、祛痰、凉血、解毒的功效。用于热淋涩痛、水肿尿少、暑湿泄泻、痰热咳嗽、吐血衄血、痈肿疮毒。

"路边的野草"——车前草

车前草是生活中常见的一种植物，也是一味很好的中药。始见于《神农本草经》，药用历史悠久，几乎遍布全国，常见于路边、沟边、田埂、草地、耕地及荒野，又名牛甜菜、医马草、车轮菜等。幼嫩的车前草是经常食用的野菜之一。车前草富含大量的蛋白质和维生素，还含有碳水化合物、胡萝卜素及钙、磷、铁等元素，具有止泻、利尿、祛痰、镇咳、平喘等功效。现代研究表明，车前草含有黄酮类、苯乙醇苷类及环烯醚萜类等化学成分，具有降血脂、抗氧化、抗炎、抗病原微生物等作用。

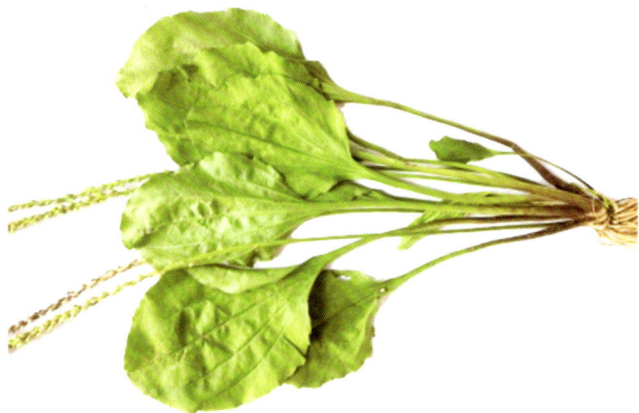

（2）淡竹叶　见第124页节气立秋"鲜淡竹绿茶"。

（3）甘草　见第30页节气惊蛰"桑菊花茶"。

鲜莲子茶

1. 材料

鲜莲子（含莲子心）30 克或干莲子 10 克，鲜广山药 30 克或干广山药 10 克，鲜龙眼肉 20 克或干龙眼肉 10 克。

2. 制作方法

将鲜广山药洗净切片，和鲜莲子（含莲子心）、鲜龙眼肉一起置入养生壶，加入纯净水 600 ～ 800 毫升，煮沸约 5 分钟即可代茶饮用。

3. 药茶功效

莲子、广山药和龙眼肉三药合用，具有补益心脾、清心安神的作用。适用于由上火引起的心烦失眠、口舌生疮等人群。

4. 注意事项

体质虚寒、畏寒怕冷、胃寒、经常腹泻的人不宜服用。

5. 药（食）材功效与主治

（1）鲜莲子　睡莲科植物莲的新鲜成熟种子。味甘、涩，性平。归脾、肾、心经。具有补脾止泻、止带、益肾涩精、养心安神的功效。用于脾虚泄泻、带下、遗精、心悸失眠。

（2）鲜莲子心　睡莲科植物莲成熟种子中的新鲜幼叶及胚根。味苦，性寒。归心、肾经。具有清心安神、交通心肾、涩精止血的功效。用于热入心包、神昏谵语、心肾不交、失眠遗精、血热吐血。

（3）广山药 见第 57 页节气谷雨"广山药茶"。

（4）鲜龙眼肉 见第 103 页节气小暑"鲜龙眼茶"。

野菊花茶

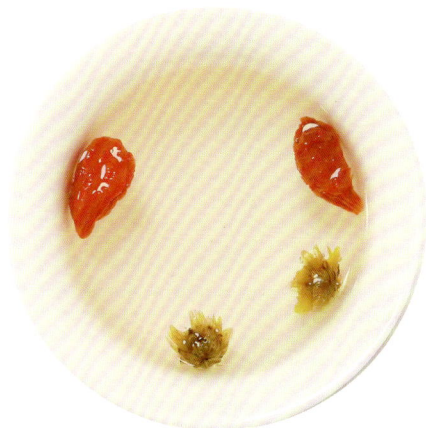

1. 材料

鲜野菊花 25 克或干野菊花 10 克，枸杞子 10 克。

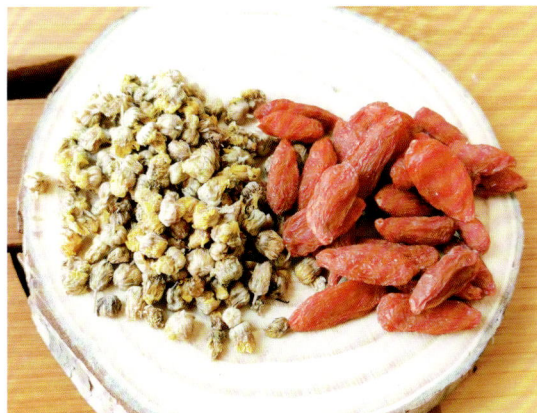

2. 制作方法

把鲜野菊花洗净，然后和枸杞子一起置入养生壶，加入纯净水 600～800 毫升，煮沸 5～10 分钟后即可代茶饮用。

3. 药茶功效

野菊花和枸杞子配伍使用可清肝明目、泻火平肝。适用于肝火旺盛、目赤肿痛等人群。

4. 注意事项

虚寒体质、过敏体质者及平时怕冷、胃寒、容易腹泻的人不宜饮用。

5. 药（食）材功效与主治

（1）野菊花　菊科植物野菊的干燥头状花序。味苦、辛，性微寒。归肝、心经。具有清热解毒、泻火平肝的功效。用于疔疮痈肿、咽喉肿痛、目赤肿痛、头痛眩晕。

辨材识药锦囊

白菊花、黄菊花、野菊花，你适合哪一种？

可以将菊花简单分为三种：白菊花、黄菊花、野菊花。

①白菊花：花瓣为白色，常见的有滁菊花、杭白菊等。杭白菊清肝明目，常用于肝火上炎、视物模糊、头晕目眩，重虚火。②黄菊花：花瓣为黄色，如杭黄菊、金丝菊等。多用于疏散风热，味道稍苦，清热能力较强。③野菊花：在花初开时采摘，气芳香、味苦，可以清热解毒，适用于目赤肿痛、疔疮疱疖等偏实火者。

（2）枸杞子　见第 214 页节气大雪"大枣枸杞茶"。

五、小暑

《咏廿四气诗·小暑六月节》

倏忽温风至，因循小暑来。

竹喧先觉雨，山暗已闻雷。

户牖深青霭，阶庭长绿苔。

鹰鹯新习学，蟋蟀莫相催。

（一）节气特点与养生要点

1. 节气特点

小暑是二十四节气之第十一个节气，干支历午月的结束以及未月的起始。暑，是炎热的意思，小暑为小热，还不十分热。小暑虽不是一年中最炎热的时节，但紧接着就是一年中最热的节气大暑。民谚中讲："小暑大暑，上蒸下煮。"中国多地自小暑起进入雷暴最多的时节。

2. 小暑三候

小暑三候：一候温风至，二候蟋蟀居宇，三候鹰始鸷。《月令七十二候集解》："暑，热也，就热之中分为大小，月初为小，月中为大，今则热气犹小也。"小暑过后便是入伏，一年中最热的时刻即将到来。自小暑之后便进入伏天，民间一直流传着"小暑过，一日热三分"的歌谣。意思就是，小暑过后，天气日渐炎热，尤其是在小暑与处暑之间，是一年中气温最高且又潮湿、闷热的时段。

3. 养生要点

传统中医认为，暑为阳邪，其性炎热，若起居不慎便会伤人。此外，暑多夹湿，湿气容易侵袭人体，除容易中暑、引发热证外，还会引起水湿困脾、胸闷气短、呕吐疲倦等症。小暑饮食宜清淡，应忌食辣椒、羊肉、白酒等大热食物。可进食鸭肉、鲫鱼、瘦肉、薏苡仁、银耳、蘑菇等。此外，还可多食西瓜、瓠瓜、丝瓜、冬瓜等解暑生津；或者用莲子、芡实、荷叶、赤小豆、白扁豆、薏苡仁等煲汤或煮粥。同时需要注意，此时人体阳气外浮，脾胃阳气变弱，清暑热可选择偏寒凉的食材，尽量少吃冰镇过的食物。

（二）养生药茶推荐

鲜龙眼茶

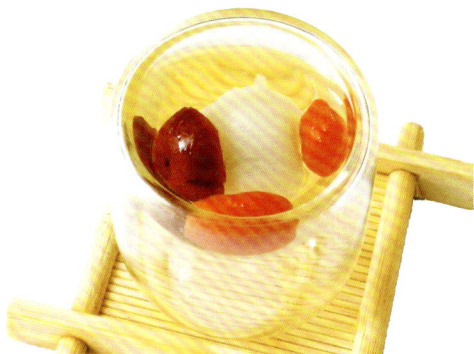

1. 材料

鲜龙眼 30 克或龙眼干 10 克，枸杞子 10 克，大枣 3 颗。

2. 制作方法

鲜龙眼去壳去核，与枸杞子、大枣一起置入养生壶，加入纯净水 600 ~ 800 毫升，煮沸 5 ~ 10 分钟后即可代茶饮用。

3. 药茶功效

龙眼肉、枸杞子、大枣三者合用能够健脾和胃、养血养心安神、滋阴美容。适用于体弱多病、肾虚、气虚、气血两虚、虚寒的人群，可增强人体的抵抗力，日常生活中可常饮。

4. 注意事项

患有湿热证、阴虚火旺、感冒发热、糖尿病等人群以及处于经期的女性不宜服用。

5. 药（食）材功效与主治

（1）鲜龙眼肉　无患子科植物龙眼的新鲜假种皮。甘，温。归心、脾经。具有补益心脾、养血安神之功效。用于气血不足、心悸怔忡、健忘失眠、血虚萎黄。

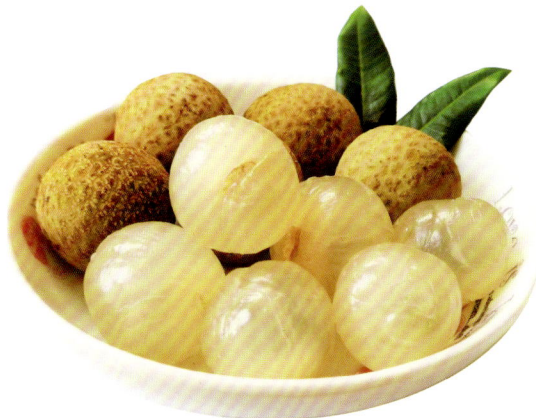

（2）枸杞子　见第214页节气大雪"大枣枸杞茶"。

（3）大枣　见第133页节气处暑"鲜桑椹玉竹茶"。

辨材识药锦囊

龙眼肉的选购要点

龙眼肉是补益的常用原料。

新鲜的龙眼为土黄色或者浅棕色，有光泽，没有裂痕或虫蛀。果肉厚、核小、香甜多汁。摸起来紧实饱满，果肉紧贴果皮。果肉白色或淡黄色，有点透明，紧贴着核。龙眼饱满，手感沉甸甸的。龙眼很容易受潮或发霉，所以要放在阴凉、通风的地方，或者冷藏。如果想延长保质期，可以把龙眼晒干或煮熟后再保存。优质干龙眼肉外观干燥，摸起来稍粘手，未掺白糖；有股浓郁的清香味。颜色偏白、闻起来有股硫黄味的可能用硫黄熏过。

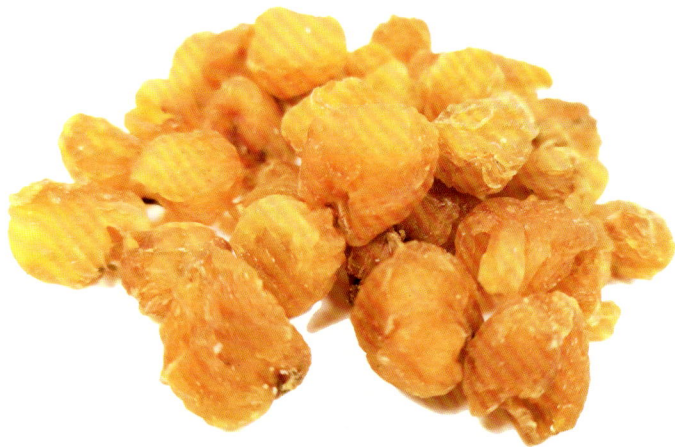

龙眼肉干品

鲜益母草茶

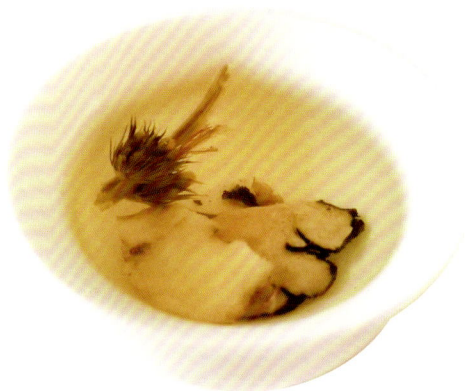

1. 材料

鲜益母草 30 克或干益母草 10 克，当归 5 克，川芎 3 克，红糖适量。

2. 制作方法

将鲜益母草洗净切段备用，当归、川芎用水浸泡半小时后，与鲜益母草和红糖一起置入养生壶，加入纯净水 600 ~ 800 毫升，煮沸 5 ~ 10 分钟后即可代茶饮用。

3. 药茶功效

益母草、当归和川芎三药配伍共奏补血活血调经之功。适用于血虚、血瘀所致的头痛、头晕等症以及月经不调、经行腹痛、产后瘀血腹痛诸症。

4. 注意事项

孕妇、哺乳期妇女禁用。

5. 药（食）材功效与主治

（1）鲜益母草　唇形科植物益母草的新鲜地上部分。味苦、辛，性微寒。归肝、心包、膀胱经。具有活血调经、利尿消肿、清热解毒的功效。用于月经不调、痛经经闭、恶露不尽、水肿尿少、疮疡肿毒。

辨材识药锦囊

妇科良药——益母草

益母草对女性的内分泌系统有调节作用，可用于缓解经期痛经和月经不调引起的腹痛等症状。

选购鲜益母草时应挑选新鲜、嫩绿的，其叶片完整、无黄、无枯萎或病虫害；干益母草有清香的草本气味。避免选择有异味或发霉的益母草。用手轻轻触摸益母草的叶片，应该感到柔软且有弹性，而不是干燥或松软无力。

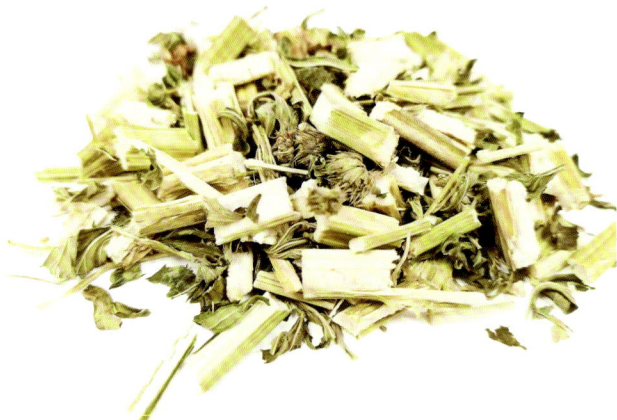

干益母草

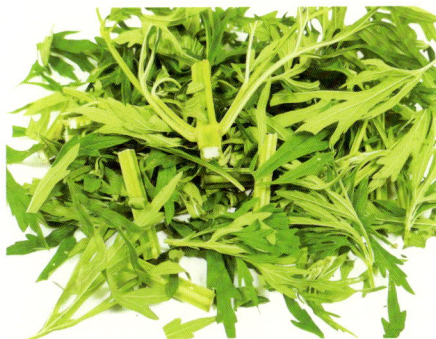

鲜益母草

（2）当归　见第229页节气小寒"鲜党参归枣茶"。

（3）川芎　伞形科植物川芎的干燥根茎。味辛，性温。归肝、胆、心包经。具有活血行气、祛风止痛的功效。用于胸痹心痛、胸胁刺痛、跌扑肿痛、月经不调、经闭痛经、癥瘕腹痛、头痛、风湿痹痛。

（4）红糖　见第15页节气立春"鲜紫苏姜糖茶"。

鲜余甘子茶

1. 材料

鲜余甘子 12 ～ 15 个或干余甘子 5 ～ 8 个，茉莉花 1 克，绿茶 3 克，冰糖适量。

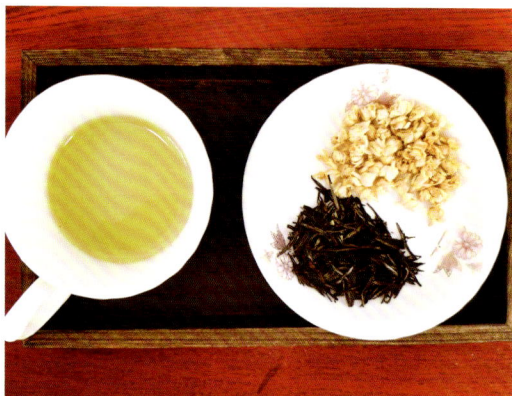

2. 制作方法

将鲜余甘子压扁、去核，放入破壁机中，加 100 毫升纯净水搅打成汁，备用。将茉莉花、绿茶放入茶壶，加 100 毫升开水冲泡 5 分钟后，加入鲜余甘子汁即可饮用。可根据口感加冰糖调味。或者将干余甘子、茉莉花、绿茶一起放入茶壶，加入 300 毫升开水冲泡即可代茶饮。

3. 药茶功效

鲜余甘子茶具有润肺止渴、生津止渴、消食和中的作用。酷热不思饮食时来一杯，可以消食解腻、增强食欲。

4. 注意事项

孕妇、哺乳期妇女、脾胃虚寒者禁用。不宜与辛辣刺激的食物、鱼类同食。

5. 药（食）材功效与主治

（1）余甘子　藏族习用药材，为大戟科植物余甘子的干燥成熟果实。味甘、酸、涩，性凉。归肺、胃经。具有清热凉血、消食健胃、生津止咳的功效。用于血热血瘀、消化不良、腹胀、咳嗽、喉痛、口干。

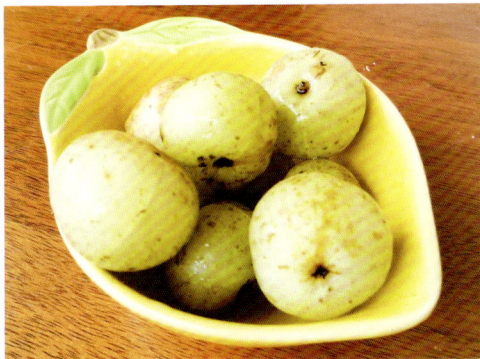

辨材识药锦囊

天然止咳之王鲜余甘子的挑选与保存

①挑选：应选择表皮光滑、无破损、颜色鲜艳的果实。避免选择经过处理的果实，以保证其天然品质和口感。

②保存：将余甘子放入阴凉通风处保存，避免阳光直射和高温环境。尽量在新鲜期内食用完毕，以保证其最佳的营养价值和口感。

（2）茉莉花　见第 141 页节气处暑"茉莉鲜茶"。

六、大暑

《咏廿四气诗·大暑六月中》

大暑三秋近，林钟九夏移。

桂轮开子夜，萤火照空时。

菰果邀儒客，菰蒲长墨池。

绛纱浑卷上，经史待风吹。

（一）节气特点与养生要点

1. 节气特点

大暑是二十四节气中的第十二个节气，也是夏季最后一个节气。这时天气甚烈于小暑，故名大暑。暑，是炎热的意思，大暑，指炎热之极。大暑相对小暑，更加炎热，是一年中阳光最猛烈、气温最高、雷雨天气横行的节气，同时也是万物狂长的时节。

2. 大暑三候

大暑三候：一候腐草为萤，二候土润溽暑，三候大雨时行。形象地总结出了大暑时节自然现象和天气变化特点：萤火虫卵化而出；天气开始变得闷热，土地也很潮湿；时常有大的雷雨出现，大雨过后暑湿会减弱，天气开始向立秋过渡。

3. 养生要点

大暑时节气候炎热，雨水较多，气候潮湿。暑天人体阳气浮散于表，腠理开泄，出汗较多，容易伤津耗气。这个时期调养当以解暑祛湿、敛阳固表为重点。

夏季饮水也有技巧，最好是喝温热水，小口慢饮。夏天湿气较重，而阳气充足，坚持喝温热水可以除湿气，并且相对于喝冷饮，温热水更有利于消肿减肥。此时要严格注意饮食，日常饮食不宜大量食用生冷及油腻食物，应适当多食祛暑化湿健脾的食物，如冬瓜、黄瓜、西红柿等，可在粥食中加入茯苓、薏苡仁、赤小豆、白扁豆等，并注意饮食卫生，严防"病从口入"。

（二）养生药茶推荐

鲜玉竹茶

1. 材料

鲜玉竹 30 克或干玉竹 10 克，北沙参 10 克，大枣 3 枚。

2. 制作方法

把新鲜玉竹洗净切片，然后和北沙参、大枣（切片）一起置入养生壶，加入纯净水 600 ～ 800 毫升，煮沸 5 ～ 10 分钟后即可代茶饮用。

3. 药茶功效

玉竹、北沙参和大枣合

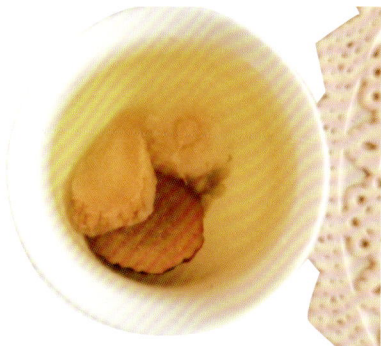

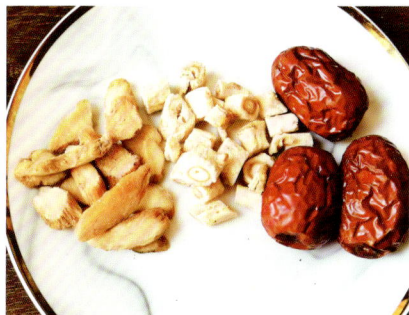

用，适用于肺热燥咳、口干口渴、胃阴不足、脾虚食少、乏力便溏等症状人群。

4. 注意事项

脾胃虚弱、痰湿内蕴、风寒咳嗽、中寒便溏者不宜用。

5. 药（食）材功效与主治

（1）玉竹　见第87页节气芒种"鲜枇杷叶茶"。

（2）北沙参　伞形科植物珊瑚菜的干燥根。味甘、微苦，性微寒。归肺、胃经。具有养阴清肺、益胃生津的功效。用于肺热燥咳、劳嗽痰血、胃阴不足、热病津伤、咽干口渴。

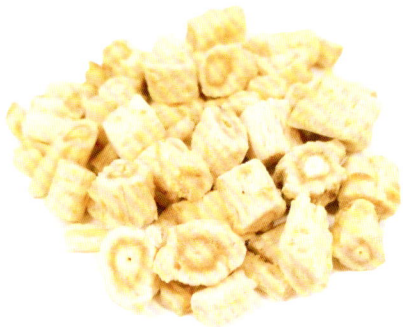

辨材识药锦囊

南北沙参之说

南沙参与北沙参是两种药：①科属不同。南沙参属桔梗科，北沙参属伞形科。②气味不同。南沙参气微，北沙参气特异。③质地功用不同。北沙参坚实，南沙参空疏，坚实者用于养阴，空疏者用于补气。

挑选要点：北沙参以粗细均匀、肥壮、色白者为佳，一般好的沙参大小均匀，表面有粉末状物质，比较坚硬，表皮还呈现出金黄色的小刺，一般刺比较多的北沙参会比较嫩。

（3）大枣　见第133页节气处暑"鲜桑椹玉竹茶"。

香荷饮

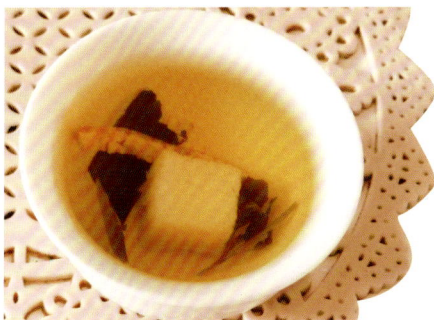

1. 材料

香薷10克，鲜荷叶30克或干荷叶10克，茯苓10克，陈皮10克。

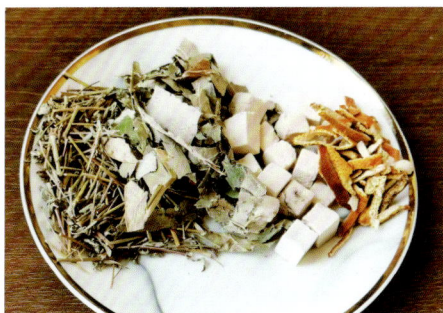

2. 制作方法

把新鲜香薷、荷叶洗净切段，然后与茯苓、陈皮一起置入养生壶，加入纯净水 600 ～ 800 毫升，煮沸 5 ～ 10 分钟后即可代茶饮用。

3. 药茶功效

香薷、荷叶、茯苓和陈皮共奏消暑、健脾、祛湿的功效。适用于胃口不佳、湿气较重的人群。

4. 注意事项

表虚多汗、胃燥津伤等人群忌服。

5. 药（食）材功效与主治

（1）香薷　见第 68 页节气立夏"鲜香薷饮"。

（2）荷叶　见第 121 页节气立秋"鲜荷叶薏米茶"。

（3）茯苓　多孔菌科真菌茯苓的干燥菌核。味甘、淡，性平。归心、肺、脾、肾经。具有利水渗湿、健脾、宁心的功效。用于水肿尿少、痰饮眩悸、脾虚食少、便溏泄泻、心神不安、惊悸失眠。

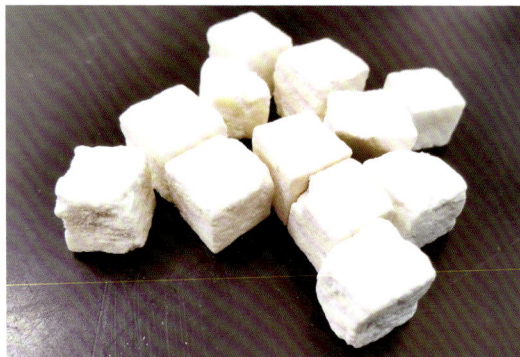

四时神药之茯苓

茯苓被誉为中药"四君八珍"之一，称为四时神药。茯苓个带皮，棕褐色至黑褐色；茯苓块和茯苓片均为去皮后切制，白色、淡红色或淡棕色。

由于茯苓药食同源，市场需求量往往很大，出现不少伪品。茯苓不含淀粉，因此加入碘酒后不会有明显变色；假茯苓是用面粉做成的，加入碘酒后显蓝色。茯苓口嚼后粘牙，没有残渣；假茯苓入口后会化开，粉性足。同时茯苓热水泡后形状不变，假茯苓很快就会散开成糊状物。

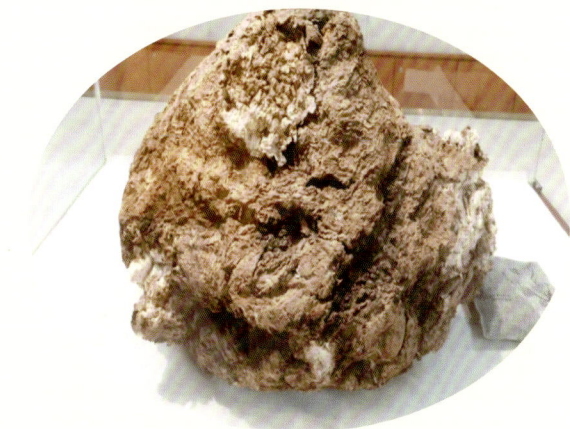

茯苓个

（4）陈皮　见第22页节气雨水"茉莉陈皮茶"。

鲜蒲公英茶

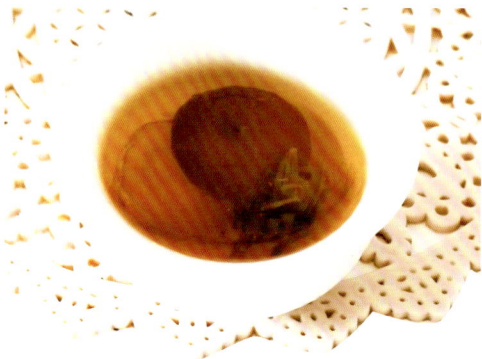

1. 材料

鲜蒲公英 30 克或干蒲公英 10 克，大枣 3 枚，生姜 5 克。

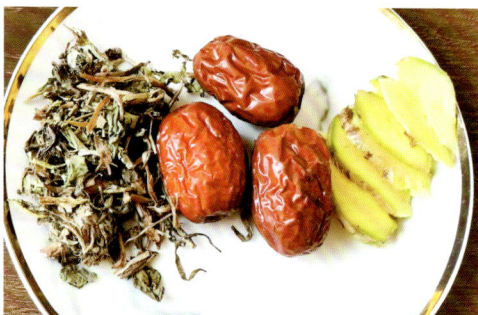

2. 制作方法

把新鲜蒲公英洗净切段，然后与大枣、生姜一起置入养生壶，加入纯净水 600 ～ 800 毫升，煮沸约 5 分钟即可代茶饮用。

3. 药茶功效

新鲜蒲公英佐以甘温之大枣、辛温之生姜，既可调味，又可中和其寒凉之性，具有清热解毒、消肿散结、美容养颜等功效。一般适用于咽喉肿痛、扁桃体发炎、口舌生疮、面部生色斑等人群。

4. 注意事项

蒲公英性寒，不可过多服用，阳虚体质、脾胃不适、腹泻者及孕妇等人群禁用。

5. 药（食）材功效与主治

（1）蒲公英　菊科植物蒲公英、碱地蒲公英等植物的干燥全草。味苦、甘，性寒。归肝、胃经。具有清热解毒、消肿散结、利尿通淋的功效。用于疗疮肿毒、乳痈、瘰疬、目赤、咽痛、肺痈、肠痈、湿热黄疸、热淋涩痛。

辨材识药锦囊

蒲公英的选购要点

蒲公英可以食用，也可用作中药材。

选购蒲公英时可看根部，根部最好略呈圆锥状，表面呈棕褐色或者黑色，形状比较弯曲，呈皱缩状。最好叶片边缘具波状齿或羽状深裂；叶柄基部渐狭，叶柄主脉大部分带红紫色。若是泡开后的叶子呈鲜绿色或者叶子上有一层白色茸，可能是假的蒲公英。

（2）大枣　见第133页节气处暑"鲜桑椹玉竹茶"。

（3）生姜　见第16页节气立春"姜枣茶"。

第三节 · 秋的节气

一、立秋

《咏廿四气诗·立秋七月节》

不期朱夏尽，凉吹暗迎秋。

天汉成桥鹊，星娥会玉楼。

寒声喧耳外，白露滴林头。

一叶惊心绪，如何得不愁？

（一）节气特点与养生要点

1. 节气特点

立秋是二十四节气的第十三个节气，也是秋的开始。立秋是反映季节和物候的节令。"立"有开始之意，"秋"由"禾"与"火"字组成，是禾谷成熟的意思，预示着秋的到来，此时农作物快成熟了。"兹晨戒流火，商飙早已惊。"

立秋之日并不是酷热与凉爽的分水岭，因为我国幅员辽阔，南北跨度大，立秋的气候各地都有所差异，并不是同一天入秋。立秋节气，黄河中下游地区季节变化明显，秋高气爽的特点突出。其他除了纬度偏北和海拔较高的地方，天气没有明显变凉爽，大多数要到 9 月中旬人们才会有秋的感觉。立秋意味着降水、湿度等处于一年中的转折点，趋于减少或下降。暑气渐消，秋风乍起，天高云淡，树叶飘落，阳气渐收，阴气渐长，此时万物开始从繁茂成长趋向成熟。

2. 立秋三候

一候凉风至。立秋过后，我国许多地区开始刮偏北风，偏南风逐渐减少。偏北风给人们带来了丝丝的凉意，此时的风已不同于暑天中的热风。故有"立秋一日，水冷三分"的说法。

二候白露生。由于早晚温差增加，空气中的水汽在清晨凝结成一颗颗晶莹剔透的露珠挂在植物上，大地上会有缥缈的雾气产生。

三候寒蝉鸣。立秋过后，秋天感阴而鸣的寒蝉也开始鸣叫，好似在告诉人们炎热的夏天即将过去。

3. 养生要点

秋在气为燥，在脏为肺，在志为悲。秋五行属金，对应的脏腑为肺，金性肃杀，万物萧条，易引发人悲忧的情绪，损伤肺气。秋气主令为燥，易伤津液，肺喜润恶燥，故易出现肺系疾病。秋气通于肺，秋季是养肺的好时节。

立秋的养生以"养收"为主。立秋之时，暑气未消，昼夜温差加大，白天气温仍较高，具有白天气温高、早晚微凉、空气干燥的特点，仍需要清热祛暑。在气候炎热之时，人的消化功能相对较弱，而这段时间很多人都喜欢吃凉食冷饮，这又容易损伤脾胃，故立秋之际也需要健脾祛湿。

（二）养生药茶推荐

鲜荷叶薏米茶

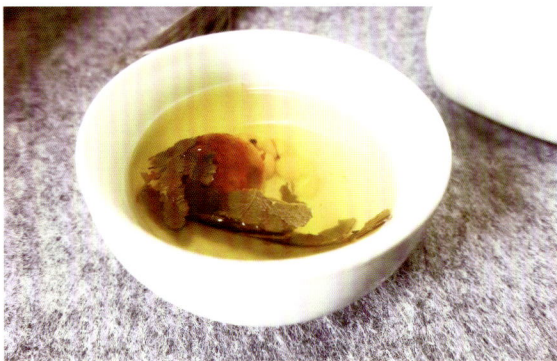

1. 材料

鲜荷叶 10 克或干荷叶 5 克，炒薏苡仁（炒薏米）10 克，山楂 5 克，红糖适量。

2. 制作方法

将炒薏米、鲜荷叶、山楂洗净后放入养生壶，加 600 ～ 800 毫升的纯净水，加热煮沸闷 5 分钟，加适量红糖即可饮用。

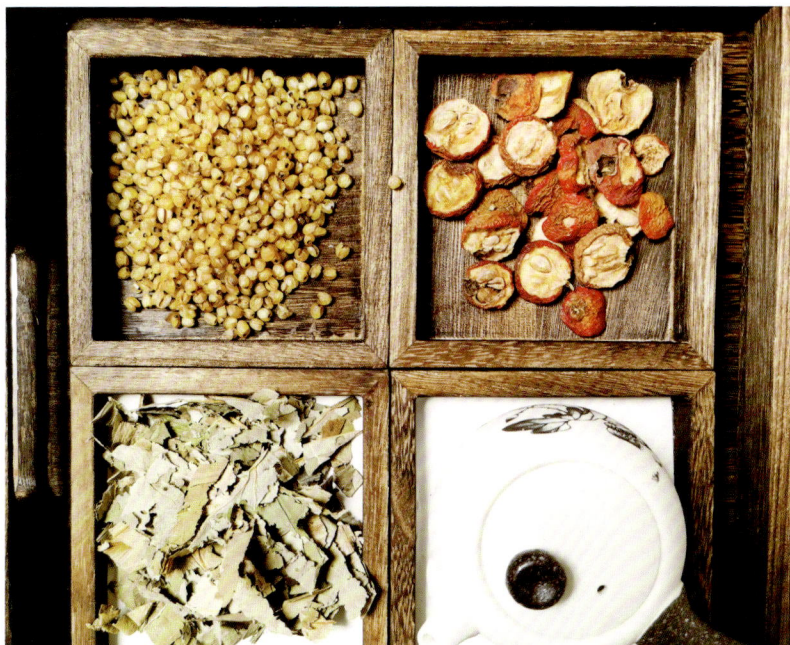

3. 药茶功效

薏米、山楂、荷叶三者配伍加少许红糖调味，为清热消暑效果极好的饮品。对湿热、痰湿体质的高血压、高血脂、冠心病人群尤为适宜。

4. 注意事项

感冒、脾虚便秘者及孕妇慎用。

5. 药（食）材功效与主治

（1）鲜荷叶　睡莲科植物莲的新鲜叶。味苦，性平。归肝、脾、胃经。具有清暑化湿、升发清阳、凉血止血的功效。用于暑热烦渴、暑湿泄泻、脾虚泄泻、血热吐衄、便血崩漏。

全身都是宝的"莲"

  莲的一身都是宝,其叶子入药,称为荷叶;其干燥的花托入药,称为莲房;其种子入药,称为莲子;其成熟种子中的干燥幼叶及胚根入药,称为莲子心;其干燥的雄蕊入药,称为莲须;其干燥根茎节部入药,称为藕节;其新鲜的根茎是我们餐桌上的常客,莲藕。

（2）炒薏米　又称炒薏苡仁。见第 26 页节气雨水"冬瓜薏米茶"。

（3）山楂　见第 129 页节气立秋"陈皮酸梅茶"。

（4）红糖　见第 15 页节气立春"鲜紫苏姜糖茶"。

鲜淡竹绿茶

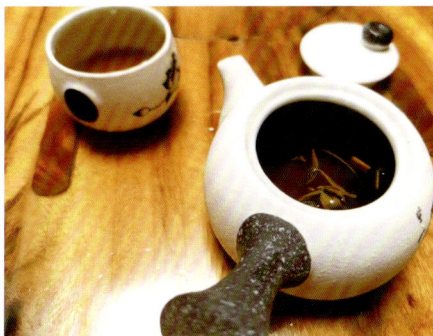

1. 材料

鲜淡竹叶 10 克或干淡竹叶 6 克，生地黄 6 克，绿茶 1 克，可加白糖少许调味。

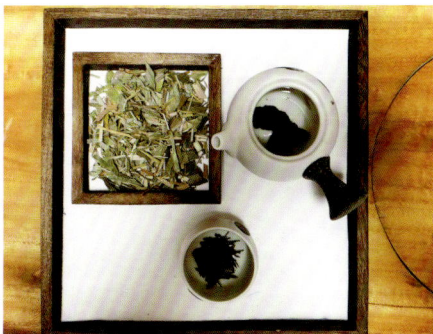

2. 制作方法

将生地黄剪碎，与淡竹叶一起放入养生壶，加入 600 ～ 800 毫升饮用水，大火加热煮沸后，转小火煮 5 分钟，加入绿茶，焖泡 2 分钟即可饮用。

3. 药茶功效

淡竹叶为阴中微阳之品，配伍凉血滋阴的生地黄，制约心火，两者配伍共奏清心除烦、解渴消暑、解毒利尿之功。

4. 注意事项

（1）无实火、湿热者慎服，体虚有寒者、肾亏尿频者、孕妇禁服。

（2）淡竹叶不宜久煎，以鲜品为佳。

5. 药（食）材功效与主治

（1）鲜淡竹叶　禾本科植物淡竹叶的新鲜茎叶。其味甘、淡，性寒。归心、胃、小肠经。有清热泻火、除烦止渴、利尿通淋之功效。用于热病烦渴、小便短赤涩痛、口舌生疮。

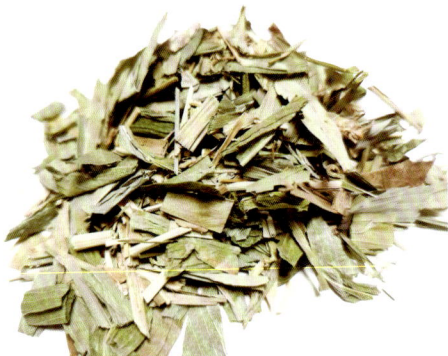

辨材识药锦囊

竹叶与淡竹叶，傻傻分不清楚

药食同源的淡竹叶指的是禾本科植物名为"淡竹叶"的茎叶。而禾本科植物淡竹的叶，名为"竹叶"。两者是不同的药物。

竹叶与淡竹叶功用相近，都能泻心火、清胃热、利小便。一般认为竹叶清心胃、除烦热作用较强，而淡竹叶尤长于清热利尿。日常用来制作清热止渴的凉茶，二者皆可。

（2）生地黄　见第198页节气小雪"淮山生地茶"。

鲜丝瓜茶

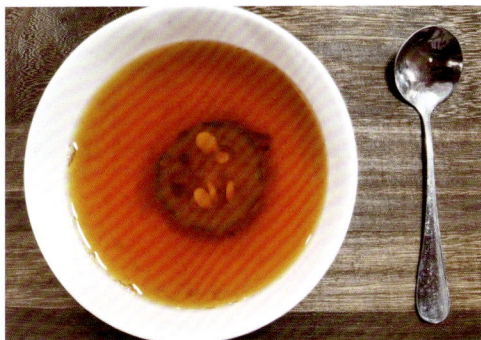

1. 材料

丝瓜200克，红茶5克，食盐少量。

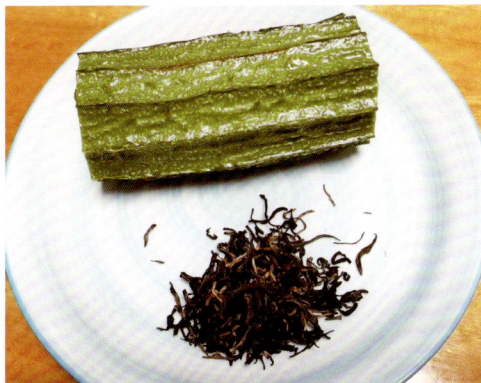

2. 制作方法

将丝瓜清洗干净（粤丝瓜需要去棱），切厚片，加食盐少许、水适量，煎煮10分钟，加入红茶，焖泡5分钟即可饮用。

3. 药茶功效

丝瓜与食盐配伍，二者共奏清热解毒、化痰止咳、利咽之功效。

4. 注意事项

脾胃虚寒、肾阳虚弱者不宜多服。

5. 药（食）材功效与主治

鲜丝瓜　葫芦科植物丝瓜或粤丝瓜的鲜嫩果实。味甘，性凉。归肺、肝、胃、大肠经。具有清热化痰、凉血解毒的功效。主治身热烦渴、咳嗽痰喘、肠风下血、痔疮出血、血淋、崩漏、痈疽疮疡、乳汁不通、无名肿毒、水肿。

辨材识药锦囊

南、北丝瓜各不同

北方常见的蔬菜丝瓜为葫芦科植物丝瓜的果实，其表面无棱，又称为水瓜或钱瓜。而南方尤其是广东地区常见的丝瓜为葫芦科植物棱角丝瓜的果实，又称为粤丝瓜、广东丝瓜，其表面有8～10条的纵棱。粤丝瓜的外皮相对较硬，口感会更加脆而紧实；水瓜外皮薄而软，水分含量更高。

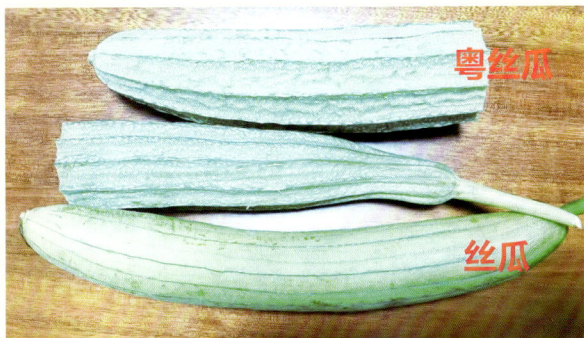

陈皮酸梅茶

1. 材料

乌梅 10 克，山楂 10 克，陈皮 4 克，甘草 4 克，玫瑰茄 2 朵，冰糖适量。

2. 制作方法

将所有材料放入养生壶，加 600 ～ 800 毫升纯净水，大火煮开，小火煎煮 10 分钟，加入冰糖调味。

3. 药茶功效

乌梅是酸梅茶的灵魂，味酸涩；配伍味甘的冰糖，"酸甘化阴"，生津止渴。山楂味酸、甘草味甘，增强乌梅冰糖的酸甘化阴之力。乌梅、山楂、陈皮、甘草、玫瑰茄和冰糖合用，共奏清热解暑、生津润肺、消食化积之功。

4. 注意事项

体质虚寒或脾胃虚寒者不宜大量饮用，不可贪凉。孕妇忌用。

5. 药（食）材功效与主治

（1）乌梅　见第 135 页节气处暑"乌梅绿茶"。

（2）山楂　蔷薇科植物山里红或山楂的干燥成熟果实。味酸、甘，性微温。归脾、胃、肝经。具有消食健胃、行气散瘀、化浊降脂的功效。用于肉食积滞、胃脘胀满、泻痢腹痛、瘀血经闭、产后瘀阻、心腹刺痛、胸痹心痛、疝气疼痛、高脂血症。

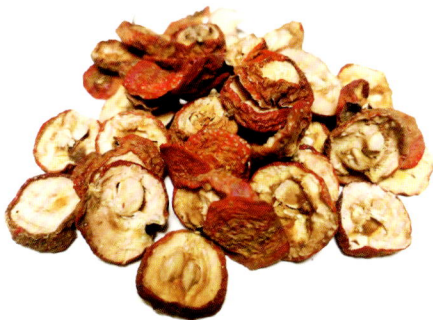

辨材识药锦囊

山楂干的选购

　　药用山楂有净山楂、炒山楂、焦山楂。所谓的"净、炒、焦"是中医炮制方法的名称，"净"指的就是除去杂质和果核之类不能食用的部分，净山楂相当于是晒干的生山楂干。

　　普通人群用作日常保健时，一般选择净山楂，直接食用或者用来泡水喝都可以。净山楂挑选需注意两点。一看色泽：皮色红艳、肉色嫩黄者质好；皮色红褐、肉色姜黄者质差。二尝酸味：酸味浓而纯正，肉质柔糯的质好；酸味淡而僵硬的质次。此外，挑选时还应注意有无虫蛀、霉片和其他杂质。

（3）陈皮　见第 22 页节气雨水"茉莉陈皮茶"。

（4）甘草　见第 30 页节气惊蛰"桑菊花茶"。

（5）玫瑰茄　又称洛神花。见第 84 页节气芒种"桑椹酸梅汤"。

二、处暑

《咏廿四气诗·处暑七月中》

向来鹰祭鸟，渐觉白藏深。

叶下空惊吹，天高不见心。

气收禾黍熟，风静草虫吟。

缓酌樽中酒，容调膝上琴。

（一）节气特点与养生要点

1. 节气特点

处暑是二十四节气中的第十四个节气。"处"有躲藏、终止的意思，表示炎热的夏天即将过去，快要躲藏起来。时至处暑，已到了高温酷热天气"三暑"之"末暑"，意味着酷热难熬的天气到了尾声，此后我国大部分地区气温逐渐下降。暑热消退是一个缓慢的过程，并不是暑气下降马上就凉爽了，真正开始有凉意一般要到白露之后。

处暑后，太阳直射点继续南移，太阳辐射减弱，副热带高压也向南撤退，暑意渐消。雷暴活动也不及炎夏那般活跃，全国各地的暴雨总趋势减弱。处暑之后气温下降明显，昼夜温差加大，雨后艳阳当空，气温又会很高，人体往往对夏秋之交的冷热变化不适应，容易引发呼吸道、胃肠道的疾病，如秋季腹泻、感冒等。

2. 处暑三候

一候鹰乃祭鸟。处暑时节老鹰开始大量捕猎鸟类，并且先陈列如祭而后食。

二候天地始肃。天地间万物开始凋零，充满了肃杀之气。

三候禾乃登。"禾乃登"的"禾"指的是黍、稷、稻、粱类农作物的总称，"登"即成熟，有五谷丰登之意。

3. 养生要点

处暑时自然界的阳气由通泄趋向收敛，人体也必须做好相应的调整。睡眠应顺应时节，日出而作、日落而息。处暑之后，适当"秋冻"。秋冻顺应了秋天阴精内蓄、阳气内收的特点，使得身体逐渐适应寒冷的气候，增强御寒耐受力，对预防因寒冷而引发的疾病有明显的预防作用。

处暑养生与秋季养生保健一致，必须遵循"养收"的原则，以润燥益气为中心，以健脾补肝清肺为主要内容，以清润甘酸为大法，以寒凉调配为要；处暑亦是养胃的好时机。饮食上适当食用清热养阴、生津润燥之品，不吃或少吃花椒、辣椒等辛热食物，不宜食雪糕类的冷冻饮品。

（二）养生药茶推荐

鲜桑椹玉竹茶

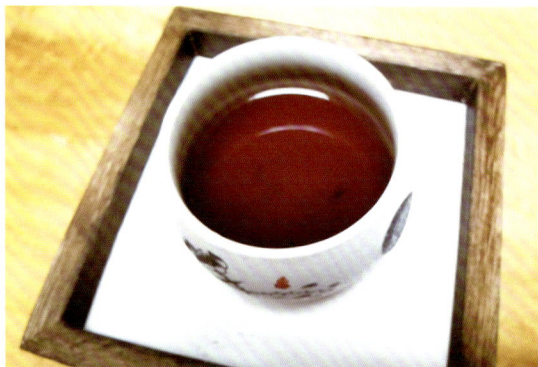

1. 材料

鲜桑椹 12 克或干桑椹 6 克，玉竹 6 克，大枣 3 枚。

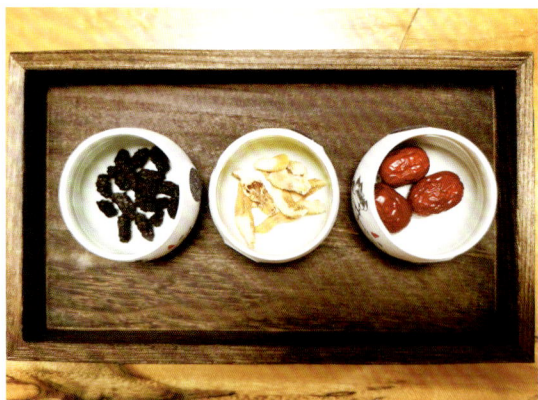

2. 制作方法

将大枣洗净、剪开去核，玉竹剪碎，与桑椹一起放入养生壶，加 500 ～ 800 毫升的饮用水浸泡 10 分钟后，大火煮沸后再煎煮 10 分钟，代茶饮即可。

3. 药茶功效

鲜桑椹滋阴生津力更甚，玉竹是补阴圣品，二者与大枣配伍，共起滋阴润燥、消烦止渴的作用。热病阴液耗伤之咽干口渴者饮用较佳。

4. 注意事项

儿童、脾虚便溏者不宜多用。

5. 药材的功效与主治

（1）鲜桑椹　见第 59 页节气谷雨"鲜桑椹玫瑰花茶"。

（2）玉竹　见第 87 页节气芒种"鲜枇杷叶茶"。

（3）大枣　鼠李科植物枣的干燥成熟果实。味甘，性温。归脾、胃、心经。有补中益气、养血安神之功效。用于脾虚食少、乏力便溏、妇人脏躁。

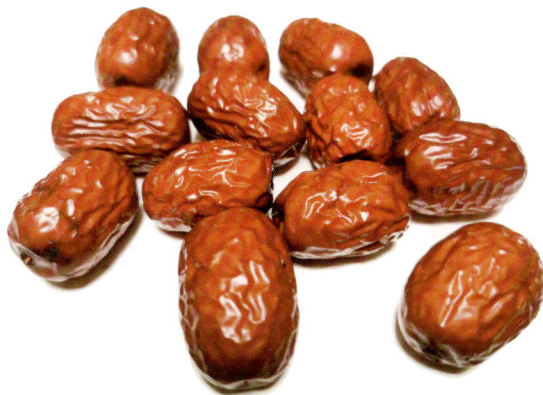

大枣与黑枣你知道有什么不同吗？

　　因加工方法不同而有大枣、黑枣之分。大枣是由新鲜的大枣经水洗、干燥而成，被民间视为补气佳品，最能滋养血脉，可医治面容枯槁、肌肉失润、气血不足等症。而黑枣则是新鲜的大枣经水煮、窑熏、阴凉等工艺加工而成，又称为乌枣。炮制后的黑枣相比大枣，养血补中作用更甚，以补肾养胃见长。黑枣性味甘温，能滋补肝肾、润燥生津，多用于补血。黑枣和大枣都是补血佳品，可根据个人具体情况选择使用。

　　大枣在选购时以颜色鲜亮、椭圆形，表面相对光滑、有褶皱，有香甜气味的为佳。同时可通过"捏"和"尝"来辨识大枣的质量：捏下去松手后，被捏过的地方能迅速回弹，说明果肉比较厚实；味道清甜，皮薄肉厚，口感细腻，枣核比较小的质量较好。

乌梅绿茶

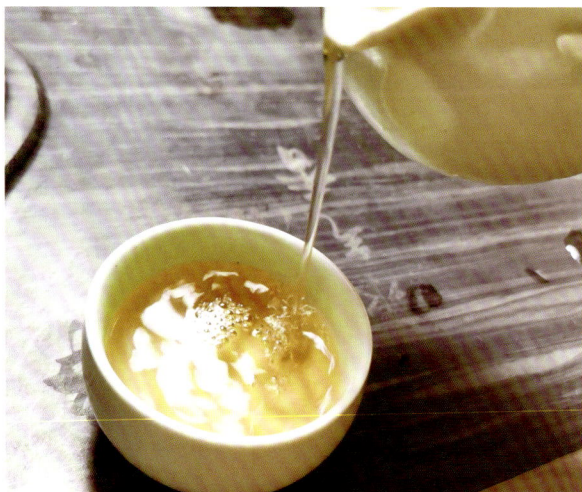

1. 材料

乌梅 25 克，绿茶 3 克。

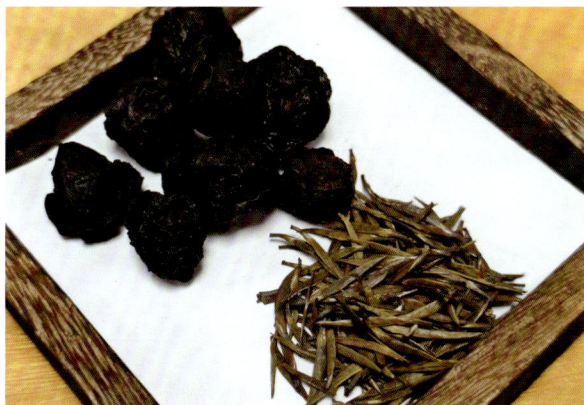

2. 制作方法

将乌梅、绿茶放入保温杯中，倒入沸水冲泡 5 分钟即可饮用。

3. 药茶功效

乌梅有敛肺涩肠作用，与绿茶相搭配，能发挥消炎祛痰、解毒的作用，对由季节变化引起的肠胃不适及多痰等症状有明显的缓解作用。

4. 注意事项

（1）乌梅酸涩收敛，故表邪未解及实热积滞者慎服。

（2）感冒咳嗽、胸膈痞闷、菌痢肠炎的初期者忌食。

5. 药（食）材功效与主治

乌梅　蔷薇科植物梅的干燥近成熟果实。味酸、涩，性平。归肝、脾、肺、大肠经。具有敛肺、涩肠、生津、安蛔的功效。

用于肺虚久咳、久泻久痢、虚热消渴、蛔厥呕吐腹痛。

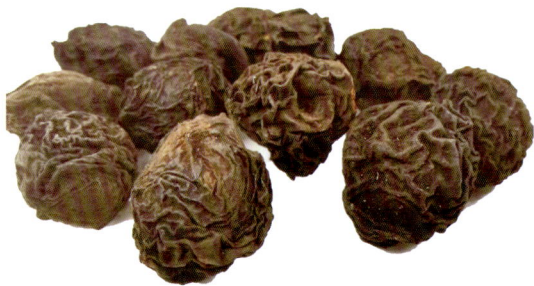

辨材识药锦囊

干果乌梅与药用乌梅

　　干果乌梅味道酸甜，皮厚肉实，主要食用其外面的果肉，具有生津止渴、促进食欲的作用。市面上有由西梅、李子等梅的同属植物制成的乌梅干。干果乌梅中添加剂较多，几乎丧失了其酸涩收敛的药性，一般当作凉果、零食来食用。

　　药用乌梅为梅的干燥近成熟果实，药用价值较高。目前市面上的药用乌梅大致有三种干燥方式：一烟熏法，二晒干法，三烘制法。以烟熏法制备的乌梅最佳，乌黑油亮，有机酸的含量较高。

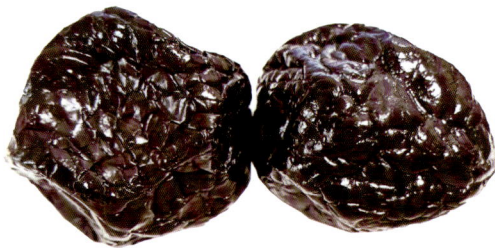

干果乌梅（李子）

鲜苹果茶

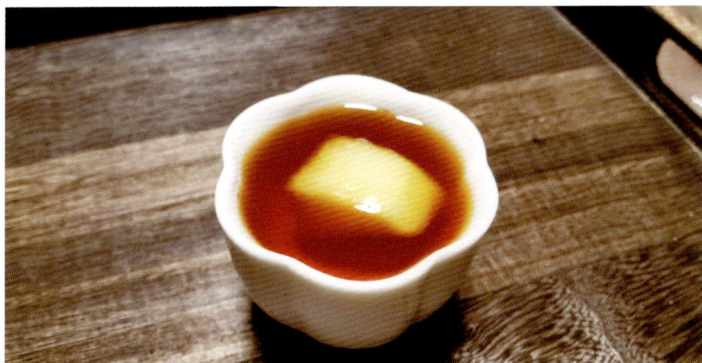

1. 材料

鲜苹果 1 个，红茶 3 克，蜂蜜适量。

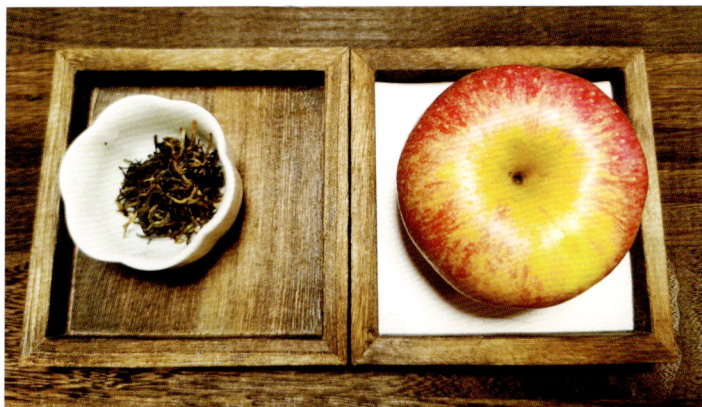

2. 制作方法

将清洗好的苹果切成小块，红茶包起来，一起放入养生壶，加 500 毫升饮用水煮沸，5 分钟后加蜂蜜调味即可饮用。

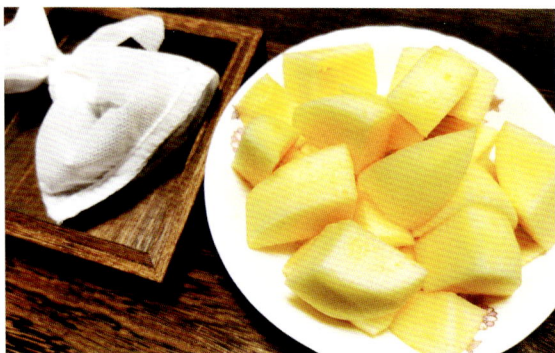

3. 药茶功效

苹果和红茶二者配伍可以生津止渴、润肺消食。口渴者饮用甚佳。

4. 注意事项

糖尿病患者、孕产妇慎用。

5. 药（食）材功效与主治

（1）鲜苹果　见第 235 页节气小寒"黄芪鲜苹果茶"。

（2）蜂蜜　蜜蜂科昆虫中华蜜蜂或意大利蜂所酿的蜜。甘，平。归肺、脾、大肠经。内服具有补中、润燥、止痛、解毒之功效；外用可生肌敛疮。用于脘腹虚痛、肺燥干咳、肠燥便秘、解乌头类药毒；外治疮疡不敛、水火烫伤。

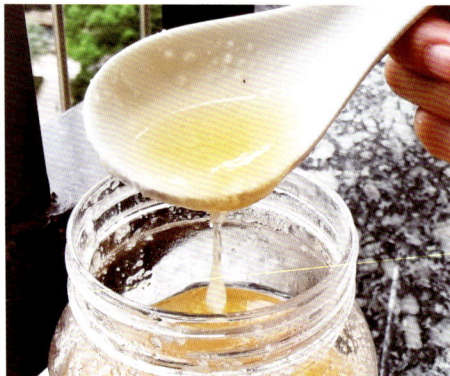

辨材识药锦囊

蜂蜜的挑选技巧

蜂蜜是日常生活中常见食材，市面上不同类型的蜂蜜及相关制品琳琅满目，那究竟怎么筛选呢？

一看颜色。一般来说，深色蜂蜜所含的矿物质比浅色蜂蜜丰富。质量好的蜂蜜，质地细腻，颜色光亮；质量差的蜂蜜通常混浊，且光泽度差。

二尝味道。纯蜂蜜口味醇厚，芳香甜润，入口后回味长，易结晶；不纯的蜂蜜甜味单一，没有芳香味。假蜂蜜有苦涩味，结晶块咀嚼如砂糖。

三闻气味。纯蜂蜜气味天然，有淡淡的花香。假蜂蜜闻起来有刺鼻异味或水果糖味。

四看浓稠状和拉丝。将蜂蜜瓶子倒过来，淌得越慢越黏稠。黏稠度高就形成了拉丝不断的情况。好的蜂蜜拉丝很长，断流后上端会迅速弹回。

五选购瓶装蜜。最好到正规的商店购买经过检验合格的蜂蜜。注意成分单上标注的成分，如果添加了糖或者其他的物质，说明不是纯正的蜂蜜。

茉莉鲜茶

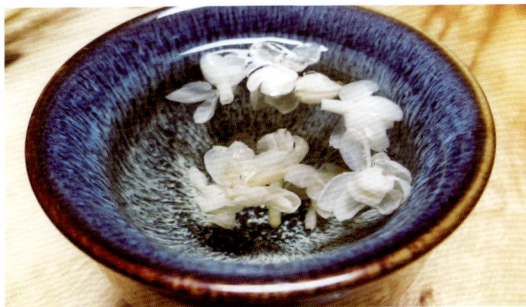

1. 材料

茉莉花 3 克。

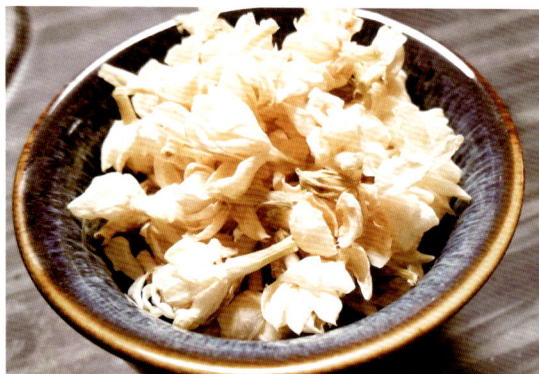

2. 制作方法

将茉莉花用清水洗净，放入保温杯或茶壶中，开水 200 ～ 400
毫升焗泡 5 分钟即可饮用。

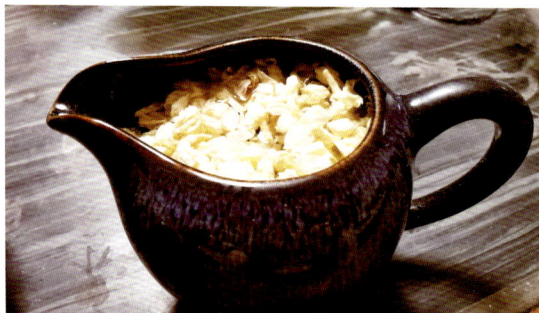

3. 药茶功效

茉莉鲜茶气味芬芳，可以松弛神经、提神醒脑，且对腹泻、
腹痛有一定的缓解作用。神疲乏力、腹胀者饮用较佳。

4. 注意事项

便秘者不宜饮用。

5. 药（食）材功效与主治

茉莉花　木樨科植物茉莉花的干燥花。其味辛、甘，性温。具有理气开郁、辟秽和中的作用。用于泻痢腹痛、脘腹胀满、头晕头痛、目赤肿痛、疮毒。

辨材识药锦囊

茉莉花茶的不同制作方式及茉莉花的选购要点

茉莉花茶有两种制作方式。一种是用茉莉鲜花熏制绿茶而成的再加工茶，又称为香片，这种茶虽名茉莉花茶，但其实只是带有茉莉花香的绿茶，仍保留绿茶寒凉的性质。而另一种茉莉花茶，是指用茉莉花配伍茶叶来泡茶，是名副其实的"花茶"，这种茶既有茉莉花的香气，又保留了茉莉花的食疗功效。

茉莉花应选择未开放的球形花蕾，花萼管状，具细长的裂齿8～10个，色黄白，气芳香，味涩。鲜茉莉花的选购首先要确保新鲜，然后挑花苞未开放、香气浓郁的。

三、白露

《咏廿四气诗·白露八月节》

露沾蔬草白，天气转青高。

叶下和秋吹，惊看两鬓毛。

养羞因野鸟，为客讶蓬蒿。

火急收田种，晨昏莫辞劳。

（一）节气特点与养生要点

1. 节气特点

白露是二十四节气中的第十五个节气，秋季第三个节气，干支历申月的结束与酉月的起始。白露是反映自然界寒气增长的重要节气。由于冷空气转守为攻，白昼有阳光尚热，但傍晚后气温很快下降，昼夜温差逐渐拉大。随着暑湿的消散，"燥"逐渐成为秋季主气。

白露时节基本结束了暑天的闷热，天气渐渐转凉，寒生露凝。古人以四时配五行，秋属金，金色白，以白形容秋露，故名"白露"。《清嘉录》中记载："谚云：'白露身弗露。'言至是天气乃肃，可以授衣耳。"提醒人们此时白天虽仍有些热，但早晚天气已有凉意，如果打赤膊就容易着凉，需要换长衣长裤了。此外，这个时节还需预防秋燥。

2. 白露三候

一候鸿雁来。鸿为大，雁为小，指的是两种不同的候鸟。白露之后，对气候最为敏感的候鸟集体迁徙。鸿雁二月北飞，八月南飞。鸿雁等候鸟开始南飞避寒，各种鸟类开始贮存过冬的食物。

二候玄鸟归。玄鸟就是燕子，燕子是春分而来，秋分而去，它是北方之鸟，南飞带来生机，如今北飞为归。红花半落燕归去，秋风萧瑟，要白露满山叶飞坠了。

三候群鸟养羞。这个"羞"同"馐"，是美食。"玄武藏木荫，丹鸟还养羞"，养羞是指诸鸟感知到肃杀之气，纷纷储食以备冬，如藏珍馐。

3. 养生要点

昼热夜凉时，由于自然界的阳气由疏泄趋向收敛，人体内阴阳之气的盛衰也随之转换，所以要调整睡眠时间，早睡早起，舒缓形体，保证良好的睡眠。随着天气转凉，人的肠胃功能也会变得敏感，已不再适合食大量的瓜果。

秋季肺脏当令，肺在五行属金，根据中医相生相克原理，白露时节养生既要润肺，又要健脾，还要养肾。中医认为，"燥"为秋季的主气，称为"秋燥"。燥邪伤人，容易耗伤津液，使人出现口干、唇干、鼻干、咽干及大便干结、皮肤干裂等症状。白露养生以养阴润肺为主，可适当多吃些生津养肺的食物。

（二）养生药茶推荐

鲜百合饮

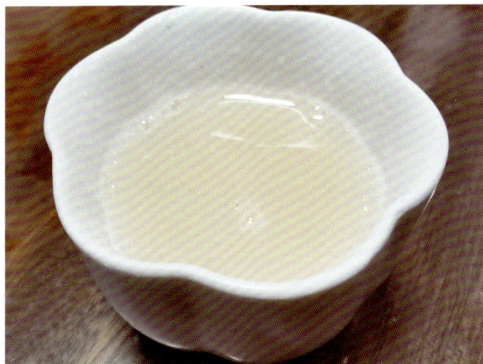

1. 材料

鲜甜百合 30 克，白糖适量。

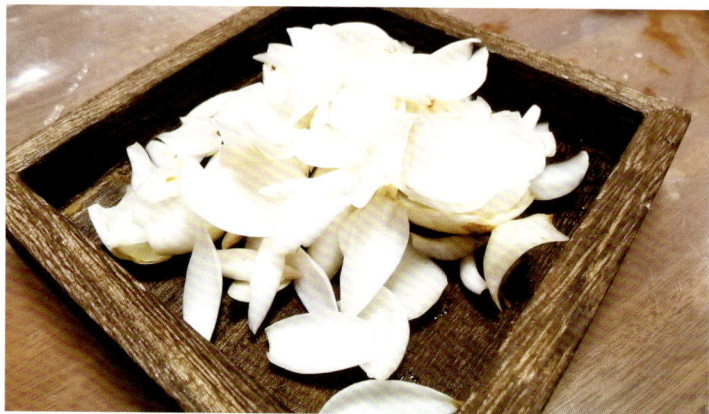

2. 制作方法

鲜甜百合洗净，剥成片，放入破壁机中，加 500 ～ 800 毫升饮用水，选择"玉米汁"或"豆浆"模式，一边搅打一边加热。完成后，倒出百合汁，加白糖调味后即可饮用。

3. **药茶功效**

此方出自《卫生易简方》，有补肺阴、清肺热的功效，可用于肺病咯血、肺结核、肺气肿等。秋、冬、春季皆可饮用。对痰火咯血、肺结核、慢性支气管炎、慢性阻塞性肺疾病（慢阻肺）、肺气肿者甚佳。久咳伴有心胸烦闷、心神不宁者最宜常饮。

4. **注意事项**

风寒痰嗽、中寒便滑者忌服。

5. **药（食）材功效与主治**

甜百合　百合科兰州百合的新鲜肉质鳞叶，又称为食用百合。其味甘，性平。归心、肺两经。具有清热润肺、止咳、清心安神的功效。用于劳嗽吐血、虚烦不安、心慌惊悸、失眠多梦、浮肿等。

辨材识药锦囊

食用百合与药用百合要区分

食用百合与药用百合相比，色泽微白，鳞片丰满，肉质厚实有光泽，口感香甜，纤维少，无苦味。药用百合为百合科植物卷丹、百合或细叶百合的干燥肉质鳞叶；鳞瓣较小，几乎无糖分，味道略苦。药用百合因产量高，价格比食用百合要低。

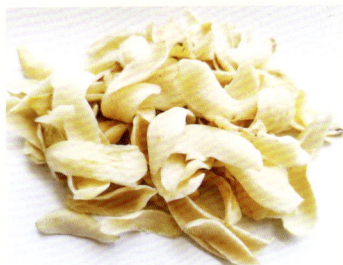

食用百合

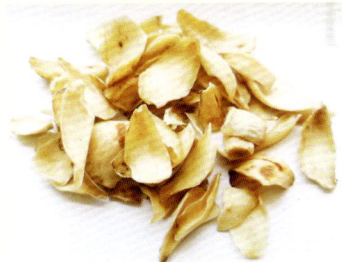

药用百合

银耳乌龙茶

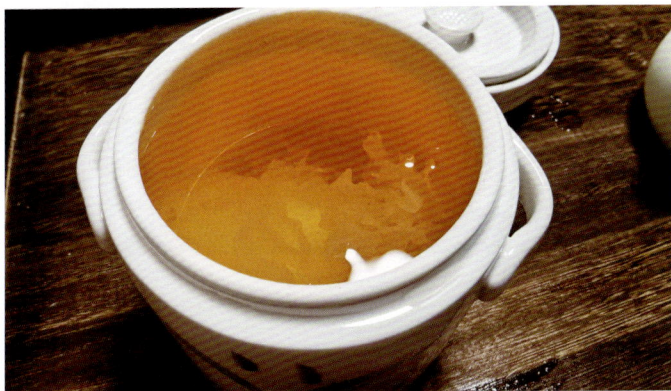

1. 材料

银耳 20 克，乌龙茶叶 5 克，冰糖 20 克。

2. 制作方法

先将银耳洗净泡发，将泡发好的银耳、冰糖放入锅中，加 500 毫升的饮用水煎煮 20 分钟。将茶叶放入茶壶中，加 100 毫升开水焖泡 5 分钟，滤取汁兑入银耳汤，搅拌均匀服用。

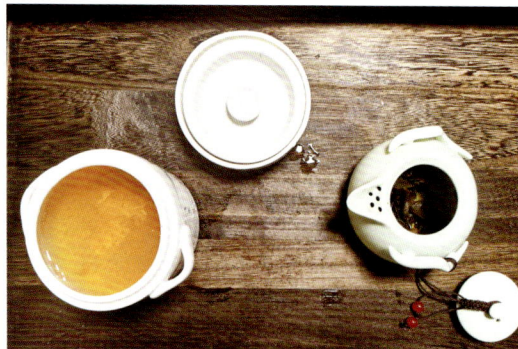

3. 药茶功效

《本草诗解药注》有云："白耳有麦冬之润而无其寒，有玉竹之甘而无其腻，诚润肺滋阴之要品，为人参、鹿茸、燕窝所不及。"这里的白耳说的就是银耳。银耳配冰糖，滋阴润肺，化痰止咳。配茶叶取其消痰火于利湿之中，兼有消炎之功效。共奏润肺止咳、滋阴降火的功效。痰多咳嗽者饮用效果甚佳。

4. 注意事项

外感风寒者忌用。

5. 药（食）材功效与主治

银耳　银耳科真菌银耳的干燥子实体。其味甘，性平。归肺经。具有润燥生津、补肺养阴的作用。用于肺热久咳、痰中带血、虚热口渴。

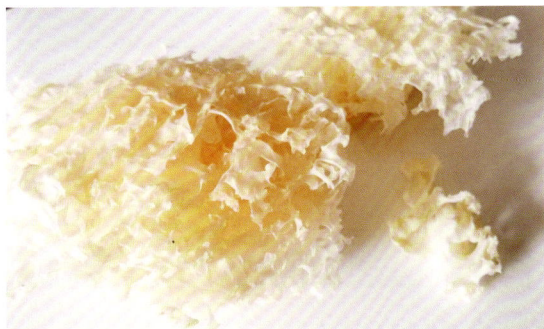

辨材识药锦囊

干、鲜银耳的使用注意

有人说鲜银耳有毒不能吃，其实不然。鲜银耳本身无毒，但自采的鲜银耳及自行栽培的银耳被致命病菌污染的风险大，我国相关部门还专门发布警示建议大家不要吃。

鲜银耳在营养成分、活性物质、矿物质含量上有一点优势，但与干品差别不大。干银耳胜在购买方便，储存时间长，储存条件低于鲜银耳。日常食用直接选择干银耳即可。挑选要注意的是：

①在正规渠道购买，注意销售环境的卫生状况。②选择干净、无异味、无霉点及霉斑的。③泡发的干银耳，朵形完整，菌片呈白色或微黄，边缘整齐，有弹性，没有不成形、发黏、软塌、糟烂的现象。④泡发前，要先将表面清洗干净，用干净的容器和水泡发。⑤一次不宜泡过多，泡发好后要及时食用。⑥干银耳一次也不宜购买过多，应存放在干燥阴凉处，尽快用完。

杏仁雪梨麦冬茶

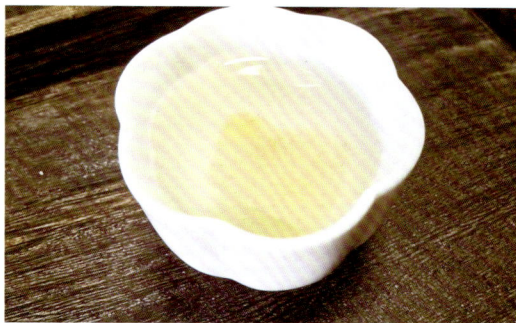

1. 材料

甜杏仁 10 克或焯甜杏仁 10 克，麦冬 10 克，雪梨 1 个。

2. 制作方法

将雪梨去核，切片，加入养生壶中，再将杏仁破碎，和麦冬一并加入养生壶，加 500 ～ 600 毫升的饮用水，煎煮 10 ～ 15 分钟即可代茶饮。

3.药茶功效

适用于燥邪伤肺，出现咽干、鼻干，干咳无痰或痰少而黏、大便干者。

4.注意事项

注意区别甜杏仁与苦杏仁，苦杏仁有小毒，不宜多食。

5.药（食）材功效与主治

（1）甜杏仁　又称南杏仁，为蔷薇科植物杏或山杏等的部分栽培种味甜的干燥成熟种子。味微甘，性平。有润肺祛痰、止咳平喘的功效，药力较平缓。用于虚劳咳嗽、便秘。

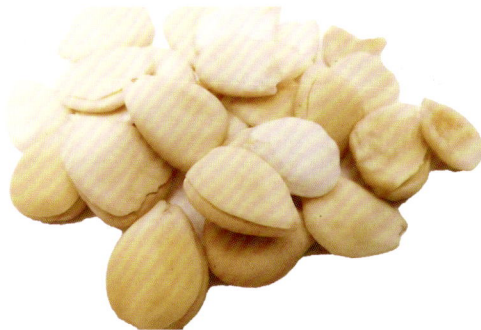

辨材识药锦囊

甜杏仁与苦杏仁的区别

杏仁有南北之分。北杏仁为蔷薇科植物山杏、西伯利亚杏、东北杏或杏的干燥成熟种子，味偏苦；而南杏仁味偏甜。因此，北杏仁又称为苦杏仁，南杏仁又称为甜杏仁。

苦杏仁果实的皮是深黄色的，纹路较细；个小、仁厚，呈扁心脏形，顶端尖，基部钝圆而厚，左右略不对称。甜杏仁果实的皮是淡黄色的，纹路较粗；呈扁平卵形，一端圆，另一端尖，大而扁，基部略对称，个子比苦杏仁略大。

苦杏仁味苦，性微温，归肺、大肠经。具有降气止咳平喘、润肠通便的功效，用于咳嗽气喘、胸满痰多、肠燥便秘。两者的主治功效相似，也存在差异。苦杏仁镇咳作用强于甜杏仁，长于降气，而甜杏仁润燥之功优于苦杏仁，长于清润。苦杏仁一般入药，甜杏仁多用于膳食。

（2）麦冬　见第44页节气春分"鲜桑叶麦冬茶"。

（3）梨　见第172页节气寒露"冰糖雪梨茶"。

鲜洋甘菊花茶

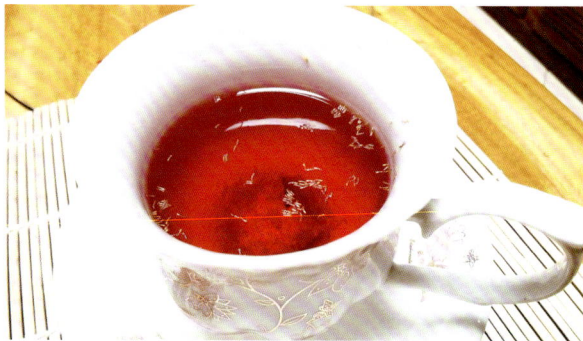

1. 材料

鲜洋甘菊（或干品）5 朵，茉莉花 1 小匙，洛神花 1 朵。

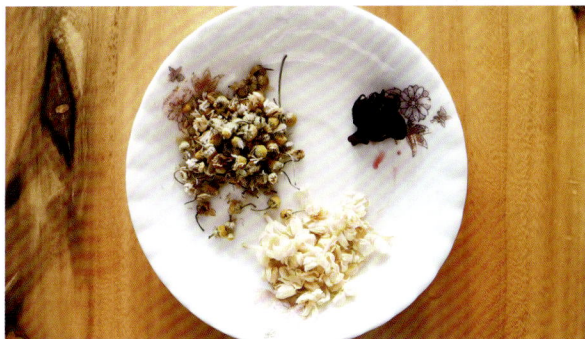

2. 制作方法

将鲜洋甘菊、茉莉花、洛神花洗净，放入养生壶，加入 500 毫升的饮用水煮开，焖泡 3 分钟即可饮用。

3. 功能解析

洋甘菊配伍疏肝理气的茉莉花和缓解疲劳的洛神花，具有消除疲劳、清心降火的作用。可以缓解秋乏，对秋季干燥上火也有缓解作用，头痛、上火者饮用效果甚佳。

4. 注意事项

生理期、妊娠期禁用。

5. 药（食）材功效与主治

（1）洋甘菊　为菊科植物母菊的干燥头状花序。其味甘，性平。具有疏风清热、镇静安神、祛风健胃、补脑强肾的作用。本茶使用新鲜的洋甘菊，清热力更强。

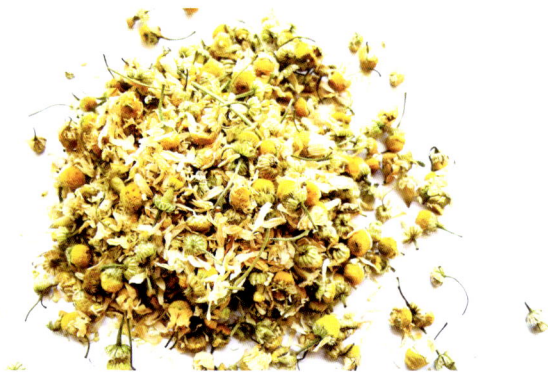

（2）茉莉花　见第141页节气处暑"茉莉鲜茶"。

（3）洛神花　又称玫瑰茄。见第84页节气芒种"桑椹酸梅汤"。

四、秋分

《咏廿四气诗·秋分八月中》

琴弹南吕调，风色已高清。

云散飘飖影，雷收振怒声。

乾坤能静肃，寒暑喜均平。

忽见新来雁，人心敢不惊？

（一）节气特点与养生要点

1. 节气特点

秋分是二十四节气之第十六个节气，秋季第四个节气。秋分这天太阳几乎直射地球赤道，全球各地昼夜等长。"分"即为"平分""半"的意思，除了指昼夜平分外，还有一层意思是平分了秋季。

秋季降温快的特点，使得秋收、秋耕、秋种的"三秋"大忙显得格外紧张。秋分后太阳直射的位置移至南半球，北半球得到的太阳辐射越来越少，而地面散失的热量较多，气温降低的速度明显加快。农谚说："一场秋雨一场寒。""白露秋分夜，一夜冷一夜。"

2. 秋分三候

一候雷始收声。古人认为雷是因为阳气盛而发声，秋分后阴气开始旺盛，温度下降，并且水分蒸发减少，所以不易形成打雷的条件。

二候蛰虫坯户。蛰虫是指冬天藏在地下越冬的虫子，秋分时，这些虫子开始在土壤中筑巢。

三候水始涸。秋分降水量下降，河水干涸，温度降低。

3. 养生要点

秋分时节，气温下降，早晚温差大，气候干燥。燥为秋季的主气，燥气伤人，以耗伤津液为主。秋季对应的脏腑是"肺"，当秋燥犯肺时容易出现"诸涩枯涸，干劲皱揭"等燥邪致病的症状。因此，秋季养生当以"防肺燥，护阴津"为主。

白天适当多喝淡茶，早餐增加粥类，午晚餐增加汤水的摄入。食疗当以润燥益气为中心，以健脾补肝清肺为主要内容，以清润甘酸为大法。注意增酸少辛，尽可能少食葱、姜、蒜等辛味之食品，适当多吃一些酸味的水果蔬菜。

（二）养生药茶推荐

罗汉果绿茶

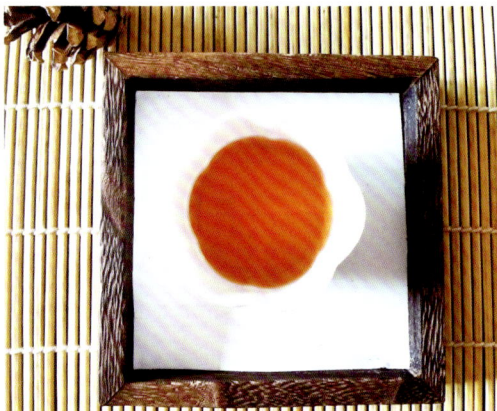

1. 材料

罗汉果 15 克，绿茶 1 克。

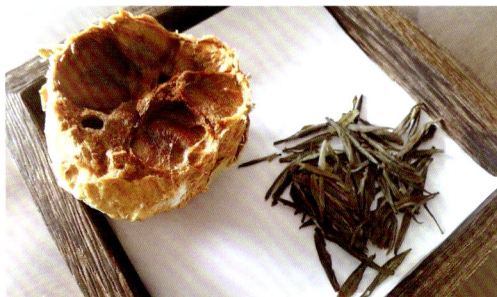

2. 制作方法

将罗汉果清洗干净，掰开放入养生壶，加 500 毫升的饮用水，加热煮沸后，加入绿茶焗泡 5 分钟即可饮用。

3. 药茶功效

罗汉果和绿茶二者配伍，共奏清热化痰、润肺止渴之功。此茶非常适合有咽喉肿痛、咳嗽等症状的人群饮用。

4. 注意事项

（1）罗汉果性偏凉，体质寒凉、脾胃虚寒者应少用。

（2）罗汉果茶不宜隔夜和长期饮用。

5. 药（食）材功效与主治

罗汉果　葫芦科植物罗汉果的干燥果实。味甘，性凉。归肺、大肠经。有清热润肺、利咽开音、滑肠通便之功效。用于肺热燥咳、咽痛失音、肠燥便秘。

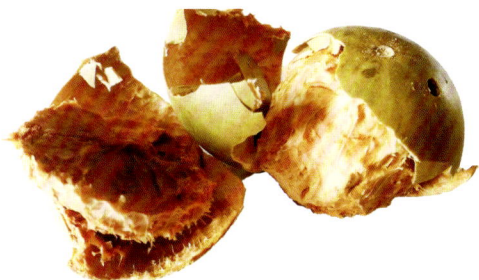

辨材识药锦囊

药食同源之罗汉果

罗汉果是广西著名特产，是家用良药，也是第一批被列入"既是食品又是药品的品种名单"的中药。很多人食用罗汉果时，剥去外壳取其种子来用，其实不然。正确的方法是将其瓣开，连同外壳一起食用。

挑选罗汉果时，以形圆、个大、坚实、摇之不响、味甜者为佳。优质的罗汉果外皮颜色较淡，果心呈浅黄或浅棕色，气味清香，无异味；泡汤色浅、清香。而有些烤焦的罗汉果茸毛较多，果皮呈现深棕色，果心焦黑呈深棕色，焦味、药味浓郁；泡汤较黑，有焦苦的中药味，这种为劣质品。

🌱 山桂天香茶

1. 材料

桂花6克，甘草6克。

2. 制作方法

将桂花、甘草放入有盖的茶杯中，或用滤纸袋装好，加入200～400毫升的开水，加盖闷3～5分钟，放温即可代茶饮。

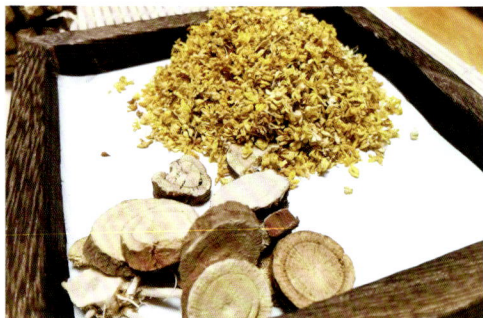

3. 药茶功效

桂花、甘草搭配,《遵生八笺》里称之为"天香汤",有健脾醒脾、提振阳气的功效。如果"悲秋"情绪明显,且一到秋季就困乏无力,表现得特别"蔫",平时吃饭还没胃口,适合服用天香汤。桂花的香气十分活跃,既能唤醒麻木不振的脾胃,又能唤醒沉郁的肝气。

4. 注意事项

(1)咳嗽有痰者,不建议加冰糖。

(2)桂花性温,体质偏热,特别是火热内盛的人群不宜食用。

(3)新鲜的桂花中含有大量的单宁,不宜直接食用。

5. 药(食)材功效与主治

(1)桂花　木樨科植物木樨的花。味辛香,性温。入肺、脾、肾经。具有温肺化饮、散寒止痛的功效。可用于痰饮咳喘、脘腹冷痛、经闭腹痛、牙痛等。

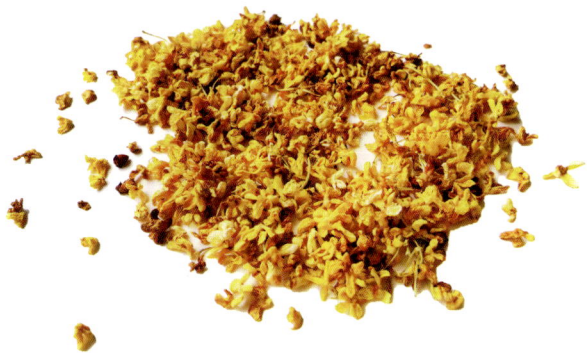

辨材识药锦囊

教你如何挑选桂花

①看色泽：桂花的颜色应呈现出黄中带绿，色泽鲜明，不应有灰暗或发霉的现象。颜色鲜艳、清晰的桂花通常品质较好。

②看形态：优质的桂花形态完整、花瓣饱满、花朵大小一致。不应有过多碎屑或碎渣状。

③闻香气：桂花应该具有芳香、持久、清新的香气，无异味或霉味。香气是干桂花品质的重要判断标准之一。

④看纯净度：检查桂花中是否含有石头、沙粒等外来物。优质的桂花在精选过程中应清除干净这些杂质。

（2）甘草 见第30页节气惊蛰"桑菊花茶"。

鲜青果胖大海茶

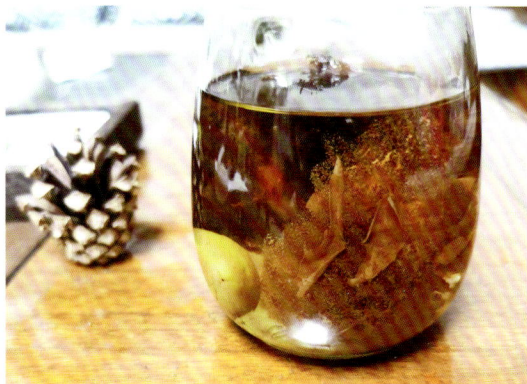

1.材料

鲜青果2个，胖大海2个。

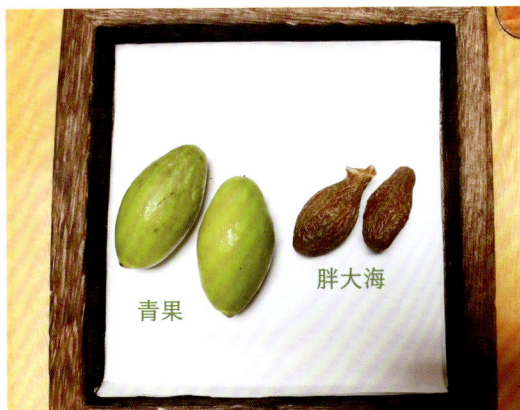

青果　胖大海

2. 制作方法

将鲜青果拍碎，加入胖大海，沸水冲泡，加盖焖 15 分钟即可饮用。

3. 药茶功效

鲜青果和胖大海两药配伍，共奏清热解毒、润肺利咽的功效。

4. 注意事项

风寒感冒者、脾胃虚寒者、孕妇及哺乳期女性慎用。

5. 药（食）材功效与主治

（1）鲜青果　又称橄榄。为橄榄科植物橄榄的新鲜成熟果实。味甘、酸，性平。归肺、胃经。具有清热解毒、利咽、生津的功效。用于咽喉肿痛、咳嗽痰黏、烦热口渴、鱼蟹中毒。

（2）胖大海　为梧桐科植物胖大海的干燥成熟种子。味甘，性寒。归肺、大肠经。具有清热润肺、利咽开音、润肠通便的功效。用于肺热声哑、干咳无痰、咽喉干痛、热结便闭、头痛目赤。

辨材识药锦囊

胖大海的挑选

一看外形。胖大海呈椭圆形或菱形，两端比较尖，表面有光泽，且有不规则的干缩皱纹。

二看颜色。表面呈棕色或暗棕色，微有水泽。

三闻气味。气微，基本没什么味道。

四尝味道。味淡，微甜，嚼之有黏性。

五用水泡。膨胀为原来的 8 倍左右。

六听声音。手摇无声。

枇杷鲜果茶

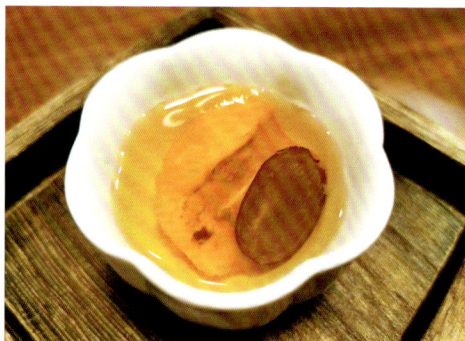

1. 材料

鲜枇杷 3～4 枚，大枣 3～5 颗，白茶 5 克。

2. 制作方法

枇杷对半切开去核、撕去外皮，大枣剪碎去核，

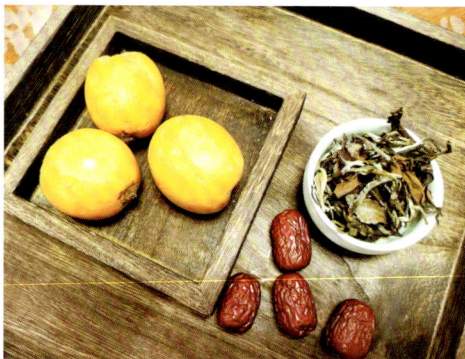

将白茶放入滤纸袋或者纱布中，一起放入养生壶，加入适量的饮用水，加热煮沸10分钟，拿出茶包即可饮用。

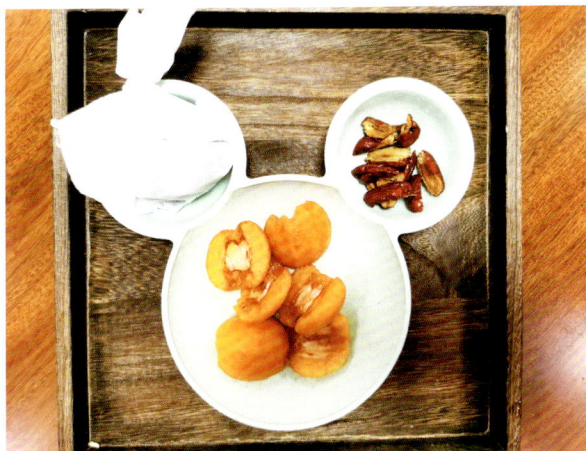

3.药茶功效

成熟无酸味的枇杷配伍大枣，共奏补脾、润肺、止渴之功效。此款茶老少皆宜，酸甜可口。

4.注意事项

（1）枇杷应选用成熟的果实，尚生带酸的枇杷易导致脾胃不适。

（2）脾虚便溏者不宜服用。

5.药（食）材功效与主治

（1）枇杷　为蔷薇科植物枇杷新鲜成熟的果实。味甘、酸，性凉。归脾、肺经。具有润肺下气、止渴的功效。主治肺热咳喘、吐逆、烦渴。

辨材识药锦囊

果中之皇——枇杷

枇杷是一种非常特别的水果，承四时之雨露，是"果中独备四时之气者"。它富含维生素A、维生素B、维生素C，以及钙、锰、钾、磷、铜等矿物质，有助于增强人体免疫力。

如何选出好枇杷，牢记三点：

一看茸毛。茸毛是枇杷的保护膜，可以避免枇杷表面受到伤害。新鲜的枇杷茸毛完整、没有倒伏。

二看底部。味美甘甜的枇杷一般整体形状呈椭球形，上窄下宽，底部浑圆饱满。观察枇杷的底座，其形状越接近五角星形味道越鲜美。

三看表皮。枇杷经过碰撞且有损伤的很容易腐烂。如果只是表面有些许斑点，不是撞伤或腐坏，不会影响其口感。

（2）大枣　见第133页节气处暑"鲜桑椹玉竹茶"。

五、寒露

《咏廿四气诗·寒露九月节》

寒露惊秋晚，朝看菊渐黄。

千家风扫叶，万里雁随阳。

化蛤悲群鸟，收田畏早霜。

因知松柏志，冬夏色苍苍。

（一）节气特点与养生要点

1. 节气特点

寒露是二十四节气之第十七个节气，秋季的第五个节气。它是深秋的节令，干支历戌月的起始。寒露与白露相比气温明显下降，寒生露凝，因而称为"寒露"。寒露是一个反映气候变化特征的节气。进入寒露，时有冷空气南下，昼夜温差较大，并且秋燥明显。太阳高度继续降低，气温逐渐下降。

"露水先白而后寒"，白露节气后，露水从初秋的泛着一丝凉意转为深秋的透着几分寒冷的"白露欲霜"。露水的情况生动地反映出气温不断下降，随着寒气增长，万物也逐渐萧瑟。谚语"寒露过三朝，过水要寻桥"，指出寒露后，天气寒意愈发加重，不能像以前那样赤脚蹚水过河或下田了。

2. 寒露三候

一候鸿雁来宾。寒露时节，昼渐短夜渐长，寒气加重，鸿雁开始列队大举南迁。

二候雀入大水为蛤。天气寒凉，雀鸟都不见了，人们看到海边出现很多蛤蜊，其花纹与雀鸟相似，便认为是雀鸟入水成了蛤蜊。

三候菊有黄华。此时正值农历九月，大部分菊花都已盛放。

3. 养生要点

寒露到，天气由凉爽转向寒冷。天凉后，很多人本能地喜温喜热，容易出现内热上火的情况，对养阴不利。深秋季节寒冷而干燥，根据中医"春夏养阳，秋冬养阴"的理论，应以养阴防燥、润肺益胃为主。因此，要适当多吃一些滋阴润燥的食物。

由于天气干燥，上班族可能会出现口舌干燥、牙龈肿痛等上火的症状，这时候千万别盲目喝凉茶降火。寒露时节，上火往往是因为气阴两虚或者气不化阴，盲目喝凉茶可能会加重秋燥，耗气伤阴。

（二）养生药茶推荐

鲜百合洋参茶

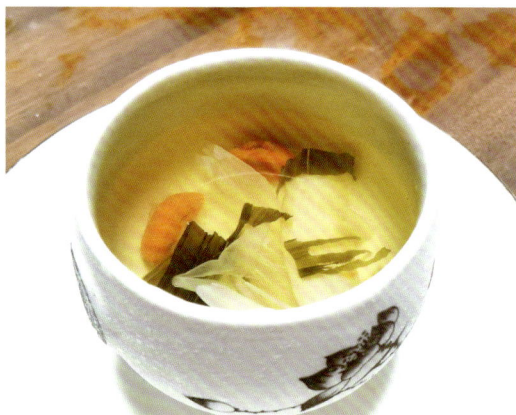

1. 材料

鲜甜百合 30 克，西洋参 2 克，枸杞子 3 克，淡竹叶 1 克。

2. 制作方法

将甜百合、西洋参、枸杞子、淡竹叶混合放入养生壶，加入 500 ～ 800 毫升的饮用水煎煮 15 分钟即可代茶饮用。

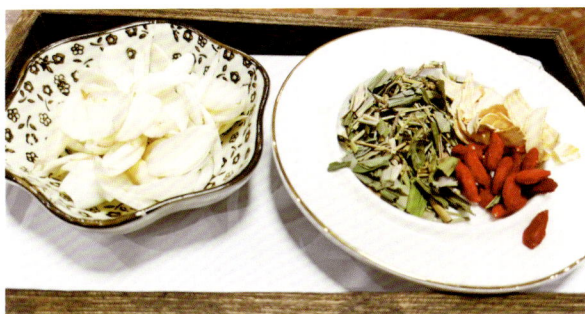

3. 药茶功效

甜百合、西洋参、淡竹叶和枸杞子诸药配伍，共奏清热润肺、养心安神的功效，还可以养颜抗衰老。肺燥咳嗽者饮用更佳。

4. 注意事项

外邪实热、脾虚有湿及泄泻者不宜饮用。

5. 药（食）材功效与主治

（1）甜百合　见第 144 页节气白露"鲜百合饮"。

（2）西洋参　五加科植物西洋参的干燥根。味甘、微苦，性凉。归心、肺、肾经。有补气养阴、清热生津的功效。用于气虚阴亏、虚热烦倦、咳喘痰血、内热消渴、口燥咽干。

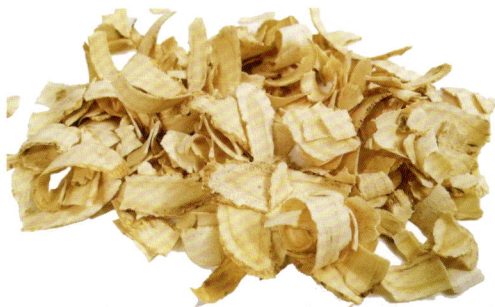

辨材识药锦囊

西洋参与人参的区别

人参为五加科植物人参的干燥根及根茎。西洋参与人参为同属植物，外形较相似，但功效不同。人参偏温味微苦，有助阳作用。西洋参性凉，能够清热养阴，又能生津止渴。人参补气，偏于助阳；西洋参补气，偏于养阴。

市面上利益驱使，总有掺伪造假品，那如何鉴别呢？

一看表面。西洋参外皮的皱纹较密，而人参横纹、纵纹浅而疏。

二看横切面。西洋参粉性大，切面有一棕黄色的环纹，环内有放射状纹理；人参显粉性，也有一棕黄色的环纹，环内有裂隙。

三口尝味道。西洋参甘、微苦，回甘味浓；人参甘、微苦，味较淡，回甘味较差。

（3）枸杞子　见第214页节气大雪"大枣枸杞茶"。

（4）淡竹叶　见第124页节气立秋"鲜淡竹绿茶"。

鲜菊花茶

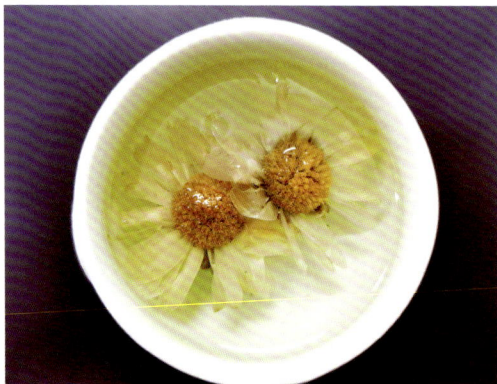

1. 材料

鲜菊花或干菊花 5 ～ 6 朵。

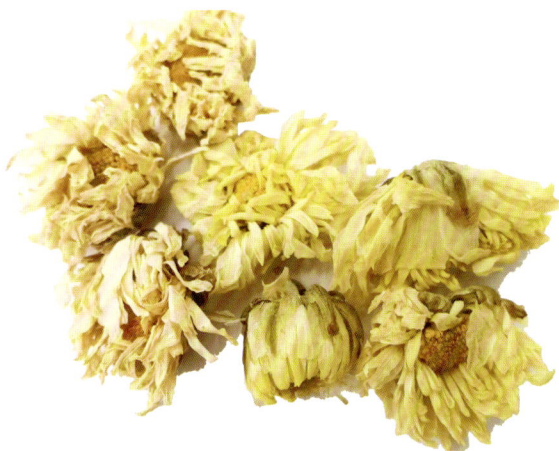

2. 制作方法

将菊花放入茶壶或水杯中，加入开水冲泡 3 分钟即可饮用。

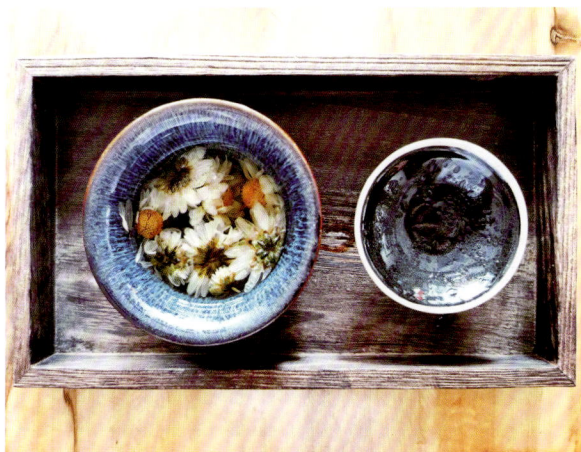

3. 药茶功效

闲来泡杯菊花茶品一品，对口干、火旺、目涩有一定的疗效，尤其适合眩晕、头痛、耳鸣者饮用。秋天喝菊花茶可以清肝明目，还有缓解眼睛劳损、养阴润燥的作用。

4. 注意事项

脾胃虚寒者、便溏者不宜饮用。

5. 药（食）材功效与主治

菊花　菊科植物菊的干燥头状花序。味甘、苦，性微寒。归肺、肝经。具有散风清热、平肝明目、清热解毒的功效。用于风热感冒、头痛眩晕、目赤肿痛、眼目昏花、疮痈肿毒。

辨材识药锦囊

季秋之月，鞠有黄华——菊花

寒露时节，深秋已至，正值菊花盛开，是菊花采收和泡茶饮用的最佳时期。

药用菊花分为白菊、黄菊两种，因加工方式和产地不同，又有"滁菊""亳菊""杭菊""贡菊""怀菊"等不同品种。其中，黄菊偏于疏散风热；白菊偏于平抑肝阳、清肝明目。

挑选菊花时首先要看颜色：色泽暗哑或太鲜艳的菊花不能要，色暗则货陈，色鲜则熏硫。要选有花萼且花萼偏绿色的新鲜菊花。然后是凭手感：用手摸起来不硬不潮，松柔顺滑的菊花比较好；花瓣不零乱，不脱落。最后是闻气味：菊花气清香，如有酸味，则可能是熏硫货，这样的菊花吃了对身体有害。

二冬养阴茶

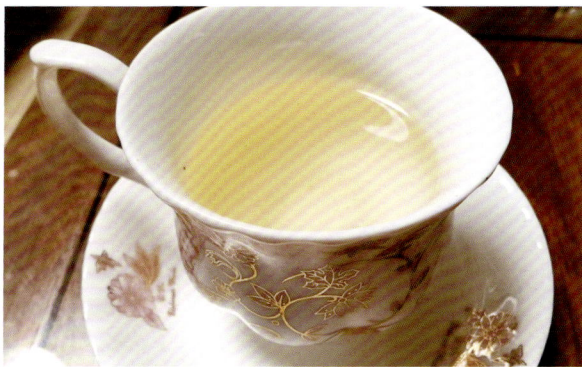

1. 材料

天冬、麦冬各 10 克，蜂蜜适量调味。

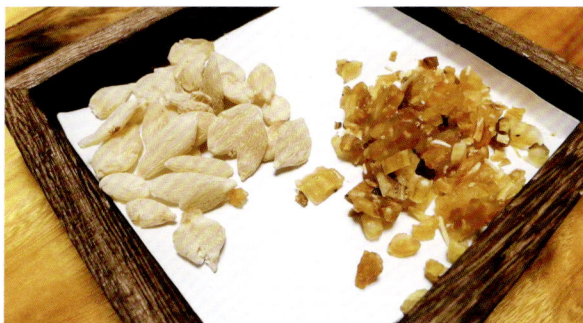

2. 制作方法

将天冬、麦冬剪碎加入养生壶，加入 500 毫升的饮用水，煮沸后闷 10 分钟，再加入蜂蜜调味即可饮用。

3. 药茶功效

本茶来源于明代《摄生总要》之二冬膏。二冬养阴茶制作简单方便，天冬、麦冬相须为用，共奏润肺养阴、除烦止渴、止咳消痰之功效；蜂蜜是润肺燥的佳品。三者合用，可清心润肺、滋肾降火。适合肺胃燥热、咽燥干咳，或痰黏难以咳出、心烦口渴者饮用。秋、冬、春季饮用最佳。

4. 注意事项

湿痰或风寒咳嗽者忌用。

5. 药（食）材功效与主治

（1）天冬　百合科植物天冬的干燥块根。味甘、苦，性寒。归肺、肾经。具有养阴润燥、清肺生津之功效。用于肺燥干咳、顿咳痰黏、腰膝酸痛、骨蒸潮热、内热消渴、热病津伤、咽干口渴、肠燥便秘。

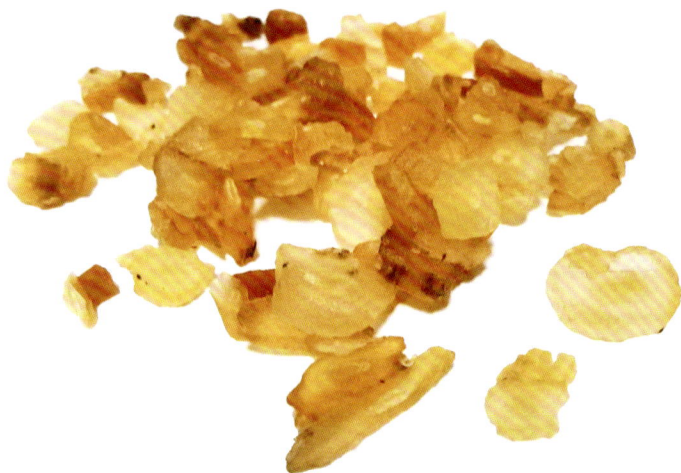

（2）麦冬　见第44页节气春分"鲜桑叶麦冬茶"。

辨材识药锦囊

养阴两兄弟——天冬和麦冬

麦冬和天冬皆为百合科植物，这两个近缘植物的块根形状相似，药性也相似，都是中医常用的养阴药。

天冬和麦冬因其归经不同，功效也有一定的差异。天冬补肺阴功效比麦冬强，苦寒之性较甚，清火与润燥之力强于麦冬，且入肾滋阴，适用于肾阴不足、虚火亢盛之证。麦冬微寒，清火与滋润之力虽稍弱，但滋腻性亦较小，且能清心除烦、宁心安神，故可治心阴不足及心火旺盛之证。

冰糖雪梨茶

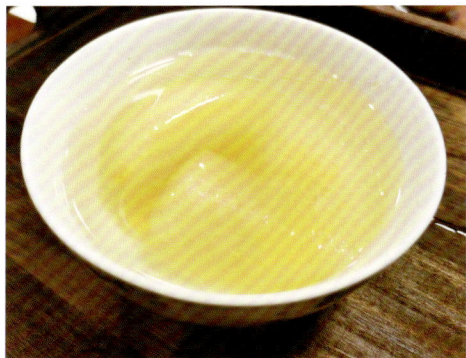

1. 材料

梨250克，麦冬15克，食用百合15克，冰糖适量。

2. 制作方法

梨去皮切块放入锅内，放入麦冬、食用百合，加适量清水和冰糖，小火煎煮15分钟即可。

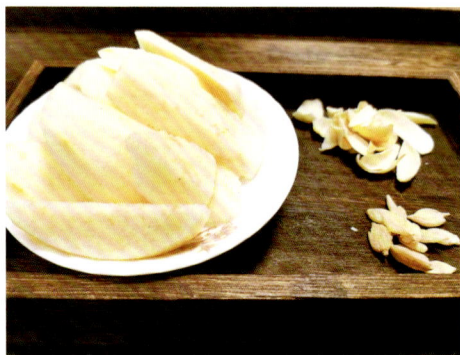

3. 药茶功效

此茶有滋阴润燥、清肺止咳的功效。适用于有干咳、口干口渴、咽干、舌红少苔等症状之阴虚火旺或肺燥阴伤人群。

4. 注意事项

（1）糖尿病患者禁用。

（2）孕妇、过敏人群慎用。

5. 药（食）材功效与主治

（1）梨　蔷薇科植物白梨、沙梨等的新鲜果实。味甘、微酸，性凉。归肺、胃、心经。具有生津、润肺、清热、化痰的功效。用于热病津伤烦渴、消渴、痰热咳嗽、噎膈、便秘。

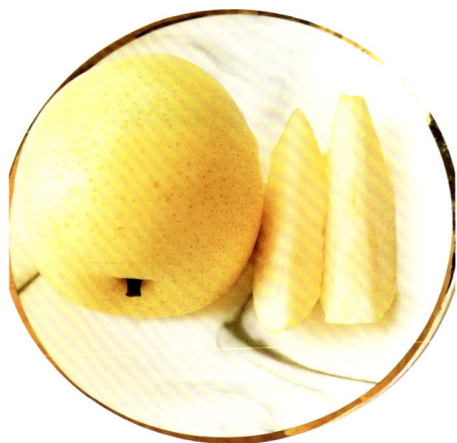

（2）麦冬　见第44页节气春分"鲜桑叶麦冬茶"。

（3）食用百合　见第144页节气白露"鲜百合饮"。

六、霜降

《咏廿四气诗·霜降九月中》

风卷清云尽，空天万里霜。

野豺先祭月，仙菊遇重阳。

秋色悲疏木，鸿鸣忆故乡。

谁知一樽酒，能使百秋亡。

（一）节气特点与养生要点

1. 节气特点

霜降是二十四节气中的第十八个节气，秋季的最后一个节气。霜降节气后，深秋景象明显，冷空气南下愈加频繁。霜降时节，万物毕成，毕入于戌，阳下入地，阴气始凝，天气渐寒始于霜降。

霜是天冷、昼夜温差变化大而形成的自然现象，故以"霜降"命名。霜降节气反映的是天气渐渐变冷的气候特征，并不是表示进入这个节气就会降霜。霜也不是从天上降下来的，而是地面的水汽由于温差变化遇到寒冷空气凝结成的。霜降节气与降霜无关。

2. 霜降三候

一候豺乃祭兽。意思是霜降后，豺狼开始捕获猎物，并以先猎之物祭兽。如同人类收获新谷，用以祭天，以示回报，祈祷来年风调雨顺。

二候草木黄落。万物凋零，遍地枯黄的落叶。气候寒冷，大自然的一切也开始收藏，抖落一切艳丽的外表，养精蓄锐。桃红柳绿早不在，凄风苦雨，尽显悲秋之情，触及人心。

三候蛰虫咸俯。蛰虫开始闭户不出，垂头进入冬眠状态。蜂蝶不见踪迹，蛰虫无声，此时的大自然是一种寂静的美。

3. 养生要点

古代谚语有"补冬不如补霜降""霜降进补，来年打虎"之说。可见，霜降养生在二十四节气中的地位非常重要。霜降到立冬这15天，就是从秋天到冬天的过渡期，也是阳气由收到藏的一个转换。

霜降养生以顾护阳气为主。此时天气转冷，昼夜温差大，不当着衣极易受寒邪侵体而损伤阳气。外御寒，人体内的血液见寒易凝，此时手脚易凉，后背易冷。因此要注意保暖，适时添加衣物，另要格外重视腰腿部位的保暖。霜降时节应顺应秋季气机肃降、收敛的趋势，因秋行夏令的影响，心中有燥热，需清热、养护阴液，养生以润燥健脾、益气固表为主。选择甘润的食物，减少辛辣之品的摄入。做好五个预防：防秋燥、防秋乏、防秋郁、防感冒及防贼风。还要将养阴润燥和保护脾胃结合起来。

（二）养生药茶推荐

养生盐茶

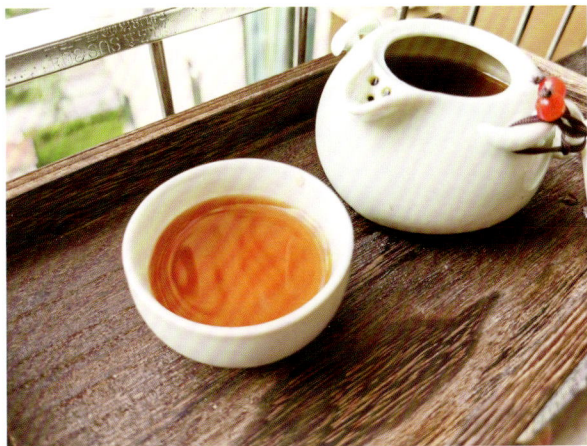

1. 材料

茶叶适量，盐适量。

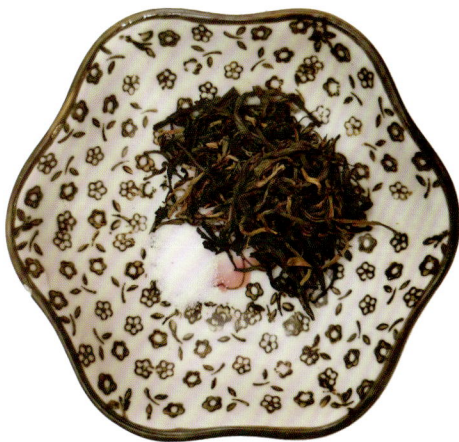

2. 制作方法

将茶叶和盐一起放入茶壶，加入开水冲泡 7 分钟即可饮用。

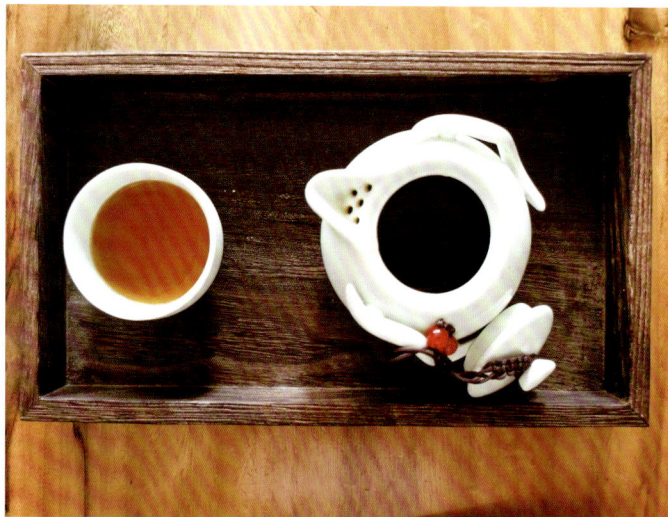

3. 药茶功效

盐和茶叶二者为茶，可以明目消炎、化痰降火，适合感冒咳嗽、牙痛等患者饮用。秋季天气干燥引起上火症状时饮用较好。

4. 注意事项

水肿患者忌服。

5. 药（食）材功效与主治

食盐　味咸，性寒。归胃、肾、大肠、小肠经。具有涌吐、清火、凉血、解毒、软坚、杀虫止痒的作用，用于心腹胀痛、二便不通、牙龈出血、牙痛、喉痛、目翳疮疡。

辨材识药锦囊

食盐的妙用

食盐为百味之首，是维持人体正常生长发育所不可缺少的物质。健康成人每日食盐摄入量不宜超过5克，减少食盐的摄入是预防高血压及心血管疾病最简单有效的方法。食盐的作用很广泛：可以杀菌消毒、护齿、清洁去污、美容等；还可作为化工原料使用；还是一味药，有一定的药用价值。

①盐水具有消炎杀菌、呵护咽喉的作用。秋季干燥引起的喉咙不适，可以用盐水漱口；用浓盐水漱口可缓解咽喉肿痛。②食盐具有增强血液凝固的作用。如鼻子出血，可以用药棉浸盐水塞入鼻孔，起到杀菌止血的效果。③食盐还具有清热作用，缓解醉酒引起的头晕、呕吐等症状。晨起空腹喝500毫升的淡盐水，可以缓解便秘。

黄芪菊花茶

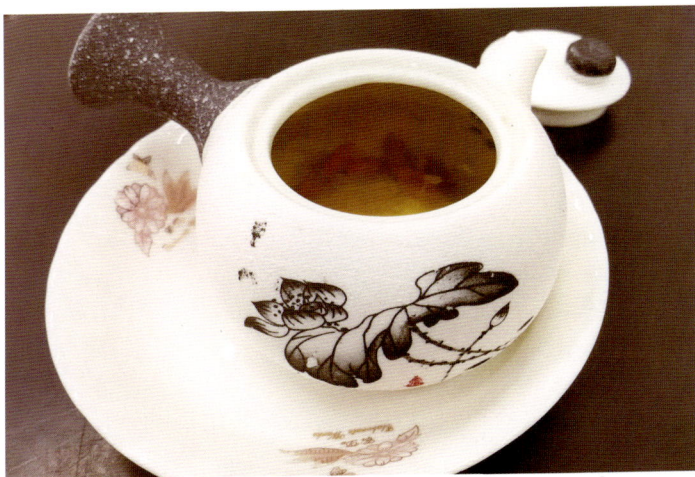

1. 材料

黄芪、枸杞子、菊花各 10 克，冰糖少许。

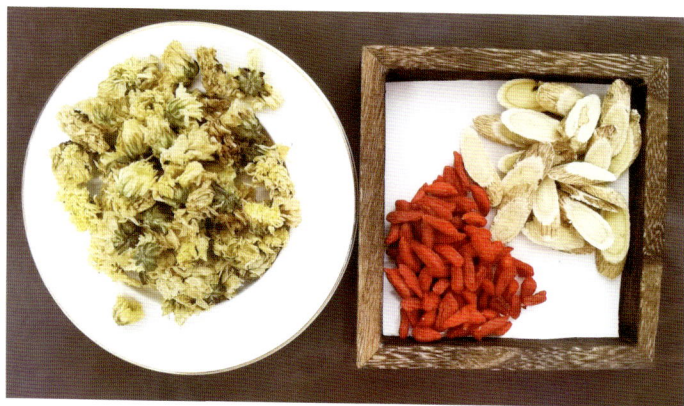

2. 制作方法

黄芪、枸杞子、菊花洗净放入茶壶，加 1000 毫升沸水冲沏，盖上盖子闷 10 分钟，放入冰糖调味即可饮用。

3. 药茶功效

黄芪配伍枸杞子、菊花等清肝明目之品，共奏清热益气、补肝明目之功效。最适合烦躁易怒、眼涩眼花、饮食欠佳、疲倦乏力的脾胃虚弱、肝火旺盛人群。

4. 注意事项

阴虚体质、胃痛腹泻、伤风感冒者及孕妇等慎用。

5. 药（食）材功效与主治

（1）黄芪　豆科植物蒙古黄芪或膜荚黄芪的干燥根。味甘，性微温。归肺、脾经。具有补气升阳、固表止汗、利水消肿、生津养血、行滞通痹、托毒排脓、敛疮生肌的功效。用于气虚乏力、食少便溏、中气下陷、久泻脱肛、便血崩漏、表虚自汗、气虚水肿、内热消渴、血虚萎黄、半身不遂、痹痛麻木、痈疽难溃、久溃不敛。

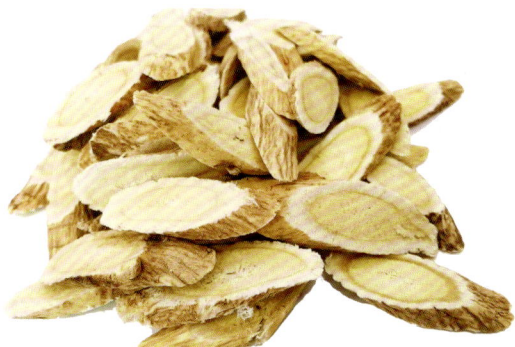

（2）枸杞子　见第214页节气大雪"大枣枸杞茶"。

（3）菊花　见第168页节气寒露"鲜菊花茶"。

辨材识药锦囊

补气药之黄芪

黄芪和人参均属补气良药，人参偏向于大补元气，黄芪则以补虚为主。

如何选到好的黄芪呢？一般来说，直径较粗者质佳；如混有较多较细的尾根，则表明其质量较差。鼻闻黄芪，稍有豆腥气味，豆腥味不会很浓；如果没有豆腥味或豆腥味过于浓重，则多为伪品。口尝黄芪，味微甘甜；如果没有甜味或者有苦味、涩味、辣味等，表明品质不佳。

陈皮普洱茶

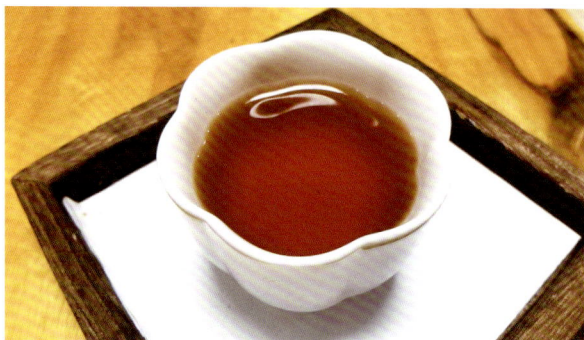

1. 材料

陈皮 15 克（广陈皮 10 克），胎菊 3 克，普洱茶适量。

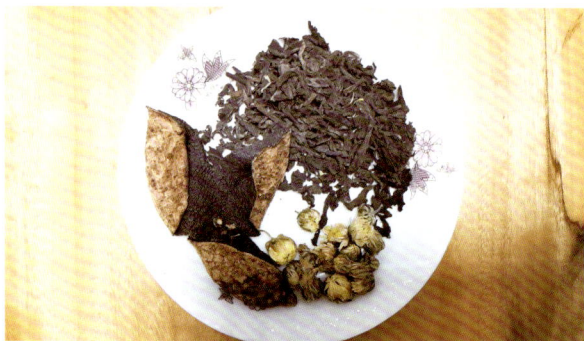

2. 制作方法

将陈皮、胎菊、普洱放入茶壶中，用沸水冲泡 10 分钟即可饮用。

3. 药茶功效

陈皮和普洱二者为茶，可以起到健脾祛湿的功效。

4. 注意事项

胃热患者不宜饮用。

5. 药（食）材功效与主治

（1）陈皮 见第 22 页节气雨水"茉莉陈皮茶"。

（2）胎菊 菊科植物菊的干燥花蕾。具有疏散风热、平肝明目、清热解毒的功效。用于风热感冒、头痛眩晕、目赤肿痛、眼目昏花、疮痈肿毒。

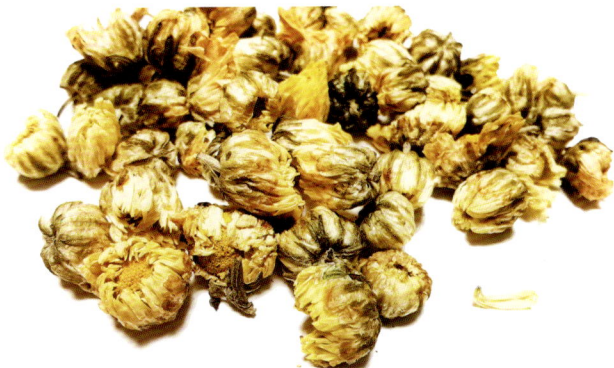

辨材识药锦囊

胎菊的选购技巧

胎菊的采摘时间是 8～10 月菊花开放前或将要开放时。胎菊的功效与菊花相似，略有差异。胎菊功效偏重清热解毒，清除体内积聚的湿热邪气。

胎菊应选用头采初开的花蕾，质优者颗粒饱满，大小匀称，肉质肥厚，味道甘美，花瓣内敛卷曲，色泽泛着金黄，闻起来有花蜜的清香和自然的清新。

鲜紫苏止咳茶

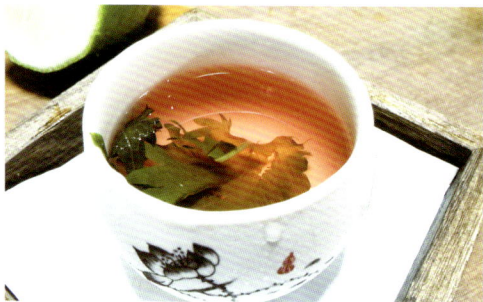

1. 材料

鲜紫苏叶 15 克，冰糖 10 克。

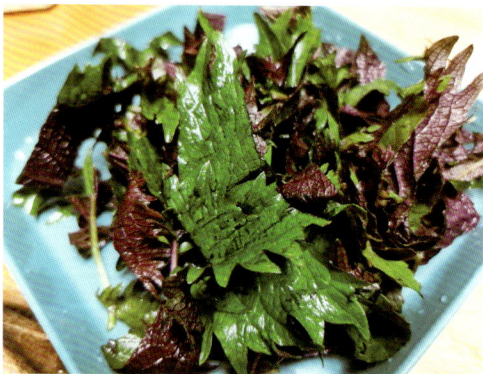

2. 制作方法

鲜紫苏叶切断，放入养生壶，加适量的纯净水，煮沸后煎煮，加入冰糖即可。亦可加入少量柠檬汁，汤色会变为淡紫色。

3. 药茶功效

紫苏叶配伍冰糖具有理气止咳的功效。风寒咳嗽者饮用较好，有风寒感冒、头痛无汗、风寒湿痹等症状的人可以经常饮用。

4. 注意事项

血虚痹痛、气虚多汗者忌服。

5. 药（食）材功效与主治

紫苏叶　唇形科植物紫苏的干燥叶。味辛，性温。归肺、脾经。具有解表散寒、行气和胃的作用。用于风寒感冒、咳嗽呕恶、妊娠呕吐、鱼蟹中毒。

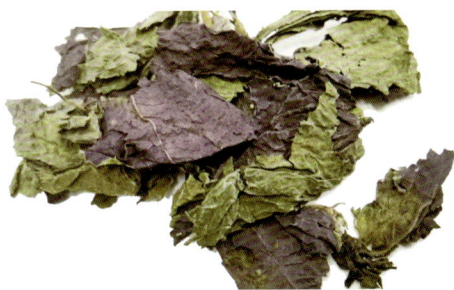

辨材识药锦囊

药食同源之紫苏叶

中国自古就有食用紫苏叶的习惯，它既可以当蔬菜食用也可以入药，紫苏日常怎么用呢？

①解鱼虾蟹毒。海鲜过敏时，咀嚼几片紫苏叶，可以快速缓解症状。②食用。煮粥时可以放几片紫苏叶，暖胃散寒。③保健。用鲜紫苏叶或干紫苏叶泡澡，可缓解蚊虫咬伤的红肿；用紫苏叶做成香囊，其味芳香开窍，可以发散湿气。

在选购紫苏叶的时候，尽可能挑选色紫、叶大不碎、没有枝梗、香气浓郁的，放在阴凉干燥处密封保存，以防香气散失。

第四节 · 冬的节气

一、立冬

《咏廿四气诗·立冬十月节》

霜降向人寒，轻冰渌水漫。

蟾将纤影出，雁带几行残。

田种收藏了，衣裘制造看。

野鸡投水日，化蜃不将难。

（一）节气特点与养生要点

1. 节气特点

立冬是二十四节气之第十九个节气，也是冬季的起始。立，建始也；冬，终也，万物收藏也。立冬，意味着生气开始闭蓄，万物进入休养、收藏状态，草木凋零、蛰虫休眠。

立冬过后，日照时间继续缩短，正午太阳高度继续降低，北半球获得的太阳辐射量减少，但地表在下半年贮存的热量犹在。所以初冬不会很冷，真正的寒冷在冬至之后。立冬的气候由秋季少雨干燥向阴雨寒冻的冬季气候过渡。阳退阴生，生气闭蓄，人间进入了休养生息的季节。

2. 立冬三候

立冬三候：一候水始冰，二候地始冻，三候雉入大水为蜃。

此时水已经能结成冰，土地也开始冻结。立冬后，野鸡一类的大鸟便不多见了，而海边却可以看到外壳与野鸡的线条及颜色相似的大蛤。所以古人认为雉到立冬后便变成大蛤了。

3. 养生要点

立冬时节我国北方大部分地区已进入万物凋零、寒风凛冽的冬天，而南方的广东因处热带、亚热带地区，日间阳光和暖，气候干燥，但早晚寒凉，温差较大。"立冬补冬，补嘴空"，意为补充元气以抵御即将到来的寒冬。立冬食养应遵循"秋冬养阴""无扰乎阳"的原则，以温和平补为宜，过于辛辣燥热的食品容易伤阴劫液，过于油腻或重口味的菜式容易加重胃肠道负担，均不宜多食。适当进补强身的同时，注意防寒防燥，养生以润燥养阴、护阳补肾为重点。

（二）养生药茶推荐

🌱 **鲜人参四君子茶**

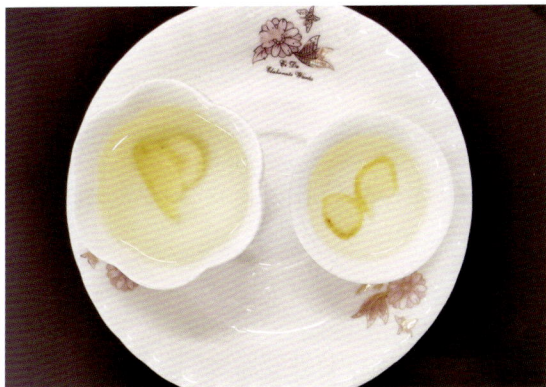

1. 材料

鲜人参10克或人参片5克，白术5克，茯苓5克，炙甘草4克。

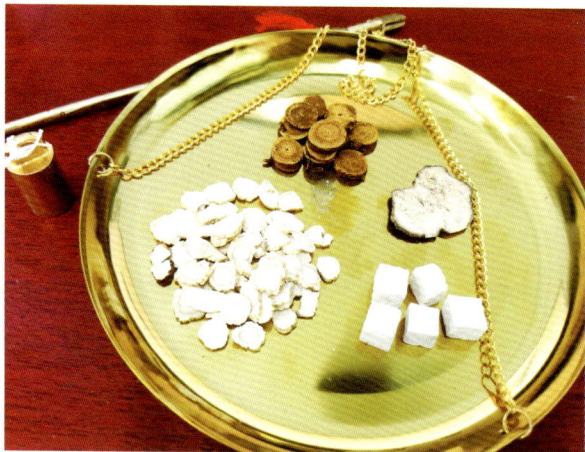

2. 制作方法

鲜人参切片，与其他三味中药（有条件的可粗粉碎后用滤纸袋包好），一起放入养生壶，加入500～800毫升的饮用水，煎煮10分钟即可代茶饮。

3. 药茶功效

此方取自《太平惠民和剂局方》的经典方，补气第一要方——四君子汤。人参、白术、茯苓和甘草四药配伍共奏益气健脾之功效。用于脾胃气虚、面色苍白、食少便溏、四肢无力、精神倦怠。

4. 注意事项

有热证和实证者禁用，有外邪滞表的各种感冒忌用。

5. 药（食）材功效与主治

（1）鲜人参　五加科植物人参的新鲜根和根茎。味甘、微苦，性微温。归脾、肺、心、肾经。具有大补元气、复脉固脱、补脾益肺、生津养血、安神益智的功效。用于体虚欲脱、肢冷脉微、脾虚食少、肺虚喘咳、津伤口渴、内热消渴、气血亏虚、久病虚羸、惊悸失眠、阳痿宫冷。

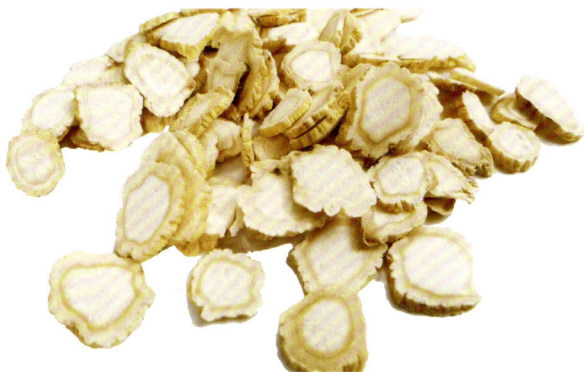

辨材识药锦囊

鲜人参与药用人参

鲜人参是指未经过加工处理的人参。市场上的鲜人参以栽培品为主，一般选择5年以下的人参，作为日常饮食之用。药用人参选5年以上的会有较好的疗效。

（2）白术　见第62页节气谷雨"鲜藿香茶"。

（3）茯苓　见第114页节气大暑"香荷饮"。

（4）炙甘草　见第233页节气小寒"炙甘草桂枝茶"。

鲜石斛润燥茶

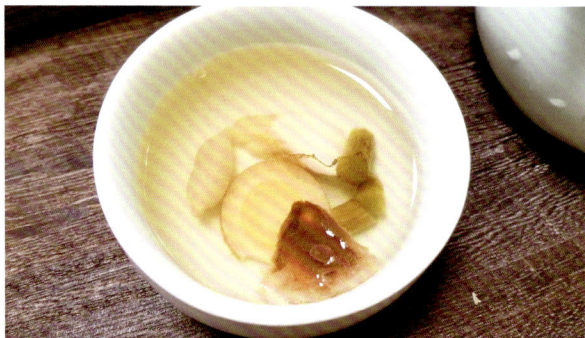

1. 材料

鲜铁皮石斛 10 克（或干品铁皮石斛片 1 克），麦冬 3 克，玉竹 3 克，罗汉果 1 克，甘草 3 克。

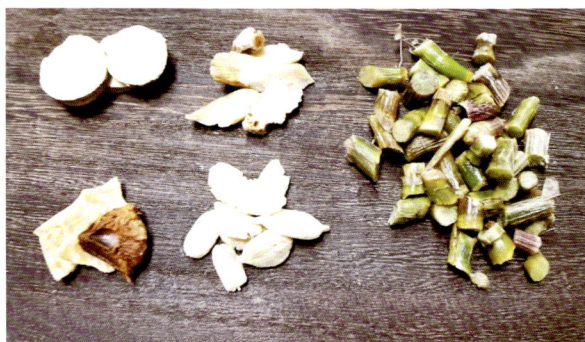

2. 制作方法

将麦冬、玉竹、罗汉果、甘草放入养生壶，加入饮用水 600 ~ 800 毫升，浸泡 15 分钟，再把鲜铁皮石斛切段放入壶中，一起煮沸 15 分钟后便可代茶饮用。

3. 药茶功效

《神农本草经》中石斛被列为上品："补五脏虚劳羸瘦，强阴，久服厚肠胃。"上述诸药相配，共奏清咽润燥、生津止渴之功。此茶饮适用于有慢性咽喉炎、咽干咽痒、声音嘶哑及需长期用声或用声过度等证属阴虚的人群。

4. 注意事项

孕妇忌服，体质虚寒者慎用。

5. 药（食）材功效与主治

（1）鲜铁皮石斛　兰科植物铁皮石斛的新鲜茎。味甘，性微寒。归胃、肾经。有益胃生津、滋阴清热之功效。用于热病津伤、口干烦渴、胃阴不足、食少干呕、病后虚热不退、阴虚火旺、骨蒸劳热、目暗不明、筋骨痿软。

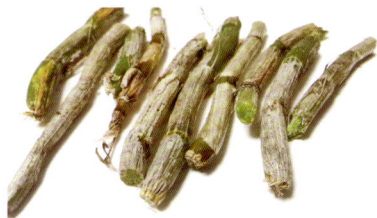

辨材识药锦囊

鲜铁皮石斛的选购

石斛是名贵的传统中药材，有着中华九大仙草之称。2025年版《中国药典》收载的石斛有很多个品种，但仅铁皮石斛为药食两用。在挑选时，主要从质地、口感和气味等方面进行选购。

①质地。铁皮石斛鲜品为深绿色，质地坚实；而铁皮石斛干品以表面黄绿色或略带金黄色、表面有光泽、饱满结实者为佳。②口感。铁皮石斛鲜品味甘，久嚼无渣；其干品味淡，以嚼之有黏性的为佳。③气味。新鲜的铁皮石斛具有浓郁的草本植物香气，无任何异味。

（2）麦冬　见第44页节气春分"鲜桑叶麦冬茶"。

（3）玉竹　见第87页节气芒种"鲜枇杷叶茶"。

（4）罗汉果　见第155页节气秋分"罗汉果绿茶"。

（5）甘草　见第30页节气惊蛰"桑菊花茶"。

鲜五指毛桃枸杞茶

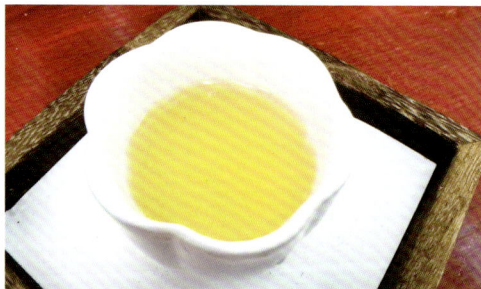

1. 材料

鲜五指毛桃15克（或五指毛桃干品10克），灵芝10克，枸杞子10克。

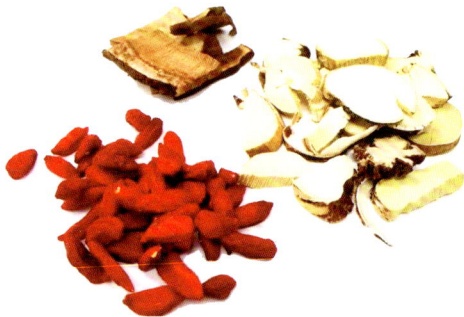

2. 制作方法

将药材放入养生壶，加入 500 ～ 800 毫升的饮用水，加热煮沸 15 分钟后便可代茶饮用。

3. 药茶功效

灵芝在《神农本草经》中被列为上药。五指毛桃、灵芝和枸杞子三味配伍，具有健脾益气、益肾养肝功效。此茶饮适用于疲倦乏力、食欲不振等气虚人群饮用。

4. 注意事项

孕妇及发热恶寒、阴虚内热、手术前后一周内、正在大出血、对灵芝过敏者忌服。

5. 药（食）材功效与主治

（1）五指毛桃　见第 32 页节气惊蛰"五指毛桃茶"。

（2）灵芝　多孔菌科真菌赤芝或紫芝的干燥子实体。味甘，性平。归心、肺、肝、肾经。具有补气安神、止咳平喘的功效。用于心神不宁、失眠心悸、肺虚咳喘、虚劳短气、不思饮食。

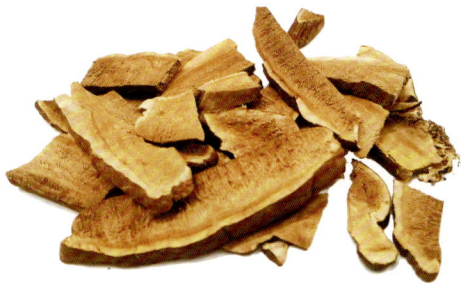

（3）枸杞子　见第 214 页节气大雪"大枣枸杞茶"。

辨材识药锦囊

仙草灵芝，怎么选?

市面上常见有三种"灵芝"：紫芝、赤芝、平盖灵芝。平盖灵芝又叫"树舌"，属于灵芝的混淆品，补气的效果不如灵芝。紫芝、赤芝疗效区别不大。从味道上来说，赤芝略带苦味，紫芝没有，而平盖灵芝味道较淡。从光泽度上来说，紫芝最亮，平盖灵芝最暗。

在挑选灵芝时，一看虫眼。野生灵芝会有一些蛀虫，越大的灵芝虫眼会越多，不影响灵芝质量。二闻味道。好的灵芝有天然的菌菇香味，劣质灵芝无灵芝的清香，甚至有发酵发霉的味道。三看产地。生长于吉林长白山的野生赤芝相对其他地域的野生灵芝，其品质略胜一筹。四看色泽。野生灵芝有一种自然的光泽，颜色为褐色。五看纹理。灵芝纹理不规则，每一朵都是独特的。六看泥脚。野生灵芝根部是有泥土的。

洋参桂圆茶

1. 材料

桂圆8颗，西洋参3克。

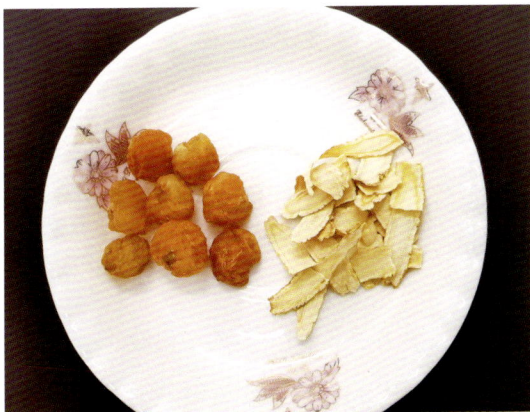

2. 制作方法

将桂圆和西洋参放入养生壶，加 500 毫升的饮用水，煮沸后再焖泡 10 分钟即可代茶饮。

3. 药茶功效

秋冬进补，补得太过容易燥热上火，可选用西洋参。桂圆性温，配伍性凉之西洋参，具有益气养血、滋阴安神的作用。用于气阴两虚、心脾不足所致的心悸、失眠多梦、健忘脑衰、面唇淡白等。还适合体弱虚赢、神疲气短、免疫力低下者。四季皆宜饮用。

4. 注意事项

感冒发热、身体有炎症、腹泻者不宜饮用。

5. 药（食）材功效与主治

（1）桂圆　又称龙眼肉。见第 103 页节气小暑"鲜龙眼茶"。

（2）西洋参　见第 165 页节气寒露"鲜百合洋参茶"。

二、小雪

《咏廿四气诗·小雪十月中》

莫怪虹无影，如今小雪时。

阴阳依上下，寒暑喜分离。

满月光天汉，长风响树枝。

横琴对渌醑，犹自敛愁眉。

（一）节气特点与养生要点

1. 节气特点

小雪是二十四节气中的第二十个节气，冬季第二个节气。此时全国大部分地区的气温已降至0℃以下，我国从南到北逐渐呈现出初冬的景象。

小雪节气中的"小雪"与日常天气预报的"小雪"意义不同，它是一个气候概念，代表的是小雪节气期间的气候特征。小雪是反映降水与气温的节气，它是寒潮和强冷空气活动频率较高的节气。小雪节气的到来，意味着天气会越来越冷、降水量渐增。

2. 小雪三候

一候虹藏不见。"虹"说的是天边的彩虹，与雨水有关。而进入小雪节气后，因为温度下降，雨变成了雪。天上不再下雨，自然也就没有了彩虹。

二候天气上升地气下降。古人认为，天为阳地为阴。小雪之后，阳气上升阴气下沉，阴气渐多阳气渐消，不再如之前的阴阳二气的交互状态，等待着来年再次恢复交互状态。

三候闭塞而成冬。阳气上升阴气下降导致天地不通，阴阳不交。此时的天地闭塞起来，冬天已经到来。

3. 养生要点

小雪时节，天地闭藏，转入寒冷的冬天，此时人体处于阴盛阳衰的阶段，需要注意顾护阳气，故以补肾扶阳为主。冬日人体肾气相对较旺，肾在五行为水，在味为咸，恐水攻火，故小雪宜养心。小雪的养生原则为少咸增苦、滋养心气、补气养肾、扶阳祛寒。

体质虚弱、易疲劳、自觉精力不足、易感冒、反复生病、怕冷、大病久病、术后等人群，可以通过食补、药膳等方式达到增强抵抗力、改善体质的目的。小雪之后要少吃寒凉的食物，体质偏弱或平素脾胃功能较差的人群尽量不吃生冷果蔬之品。

（二）养生药茶推荐

🌱 **鲜石斛麦冬茶**

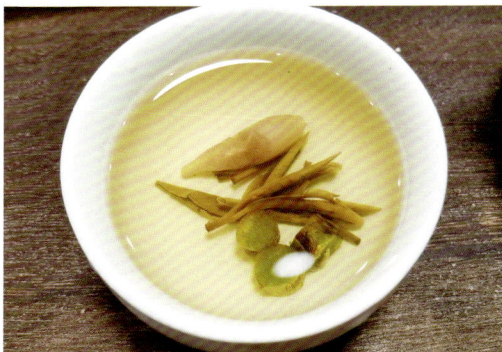

1. 材料

鲜铁皮石斛 6 克或干品 3 克、麦冬 10 克、绿茶 3 克。

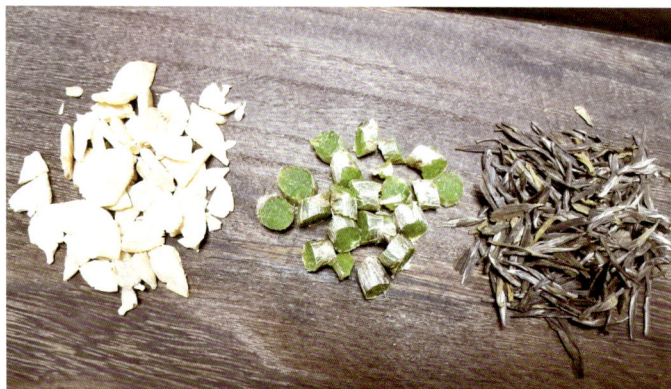

2. 制作方法

将石斛、麦冬洗净，与绿茶一起放入杯中，用 200 ～ 400 毫升开水冲泡，盖上盖子焖 15 分钟即可。

3. 药茶功效

麦冬与石斛同用，滋阴生津效果更佳。此茶具有滋阴降火作用。适合平素嗜食辛辣、胃燥阴伤、口干便秘之人。儿童服用时，可以去绿茶后冲泡。

4. 注意事项

感冒未清者、脾胃虚寒者慎服。

5. 药（食）材功效与主治

（1）鲜铁皮石斛　见第 189 页节气立冬"鲜石斛润燥茶"。

（2）麦冬　见第 44 页节气春分"鲜桑叶麦冬茶"。

淮山生地茶

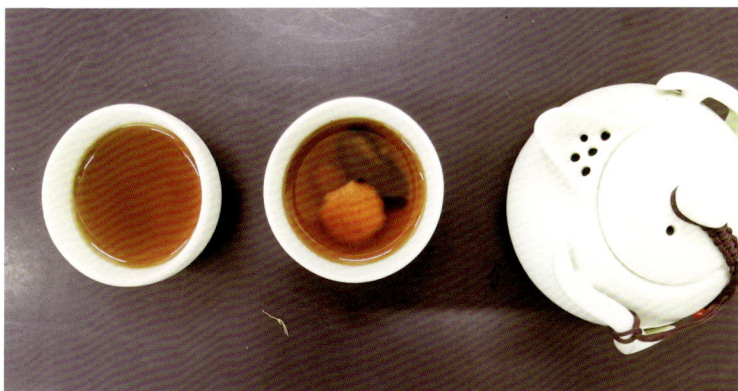

1. 材料

山药片 15 克，生地黄 5 克。

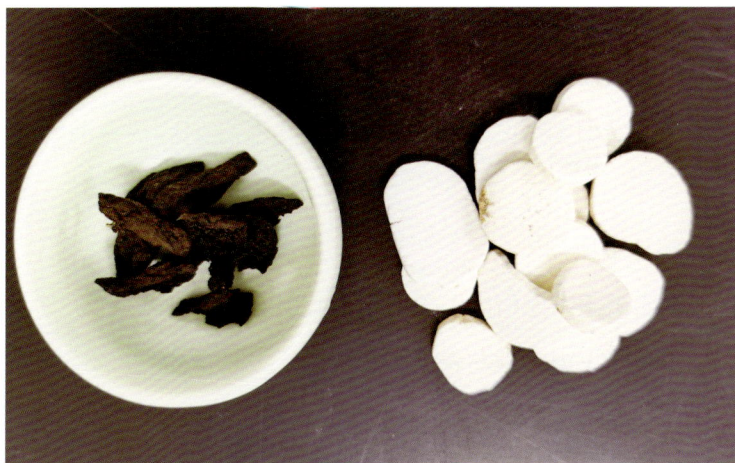

2. 制作方法

将山药片和生地黄研成粗粉放入保温杯，加入沸水冲泡，加盖静置半小时后即可饮用。或将山药片、生地黄剪碎，放入养生壶中，加入800毫升饮用水，浸泡30分钟后，加热煮沸15分钟即可饮用。

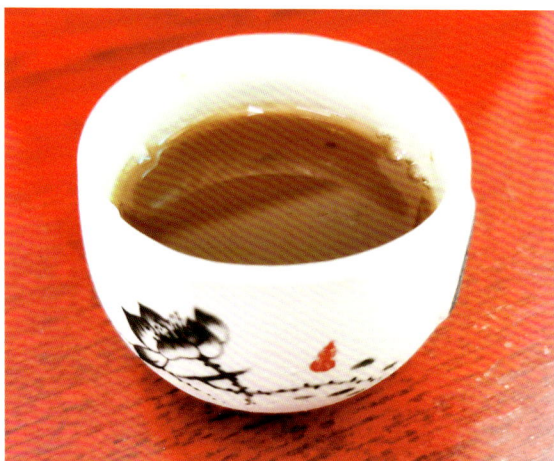

3. 药茶功效

生地黄和山药片二者配伍为茶，共奏滋阴清热、滋养毛发之功。

4. 注意事项

腹泻者或患有感冒、发热者不宜服用。

5. 药（食）材功效与主治

（1）山药　薯蓣科植物薯蓣的干燥根茎。味甘，性平。归脾、肺、肾经。具有补脾养胃、生津益肺、补肾涩精之功效。用于脾虚食少、久泻不止、肺虚喘咳、肾虚遗精、带下、尿频、虚热消渴。

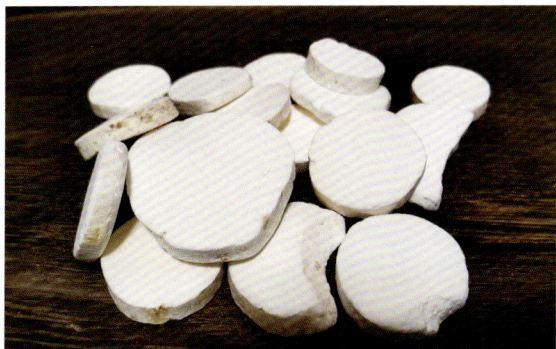

（2）生地黄　玄参科植物地黄的干燥块根。味甘，性寒。归心、肝、肾经。有清热凉血、养阴生津之功效。用于热入营血、温毒发斑、吐血衄血、热病伤阴、舌绛烦渴、津伤便秘、阴虚发热、骨蒸劳热、内热消渴。

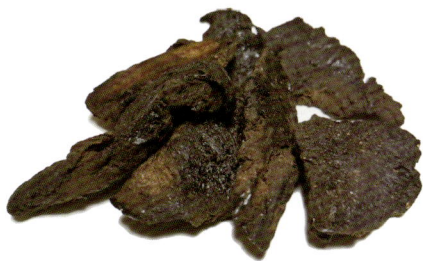

辨材识药锦囊

鲜地黄、生地黄与熟地黄

　　地黄依照炮制方法在药材上分为鲜地黄、生地黄与熟地黄。鲜地黄是地黄的新鲜块根，将鲜地黄慢慢烘焙至八成干即生地黄。熟地黄为生地黄按照炮制标准要求制成的炮制加工品。鲜地黄、生地黄两者性皆寒，而熟地黄经炮制后药性由寒转温。鲜地黄、生地黄都有清热生津的作用，鲜地黄清热生津力较生地黄更甚，还具有止血的作用。而熟地黄功效由清转补，具有滋阴补血的作用。

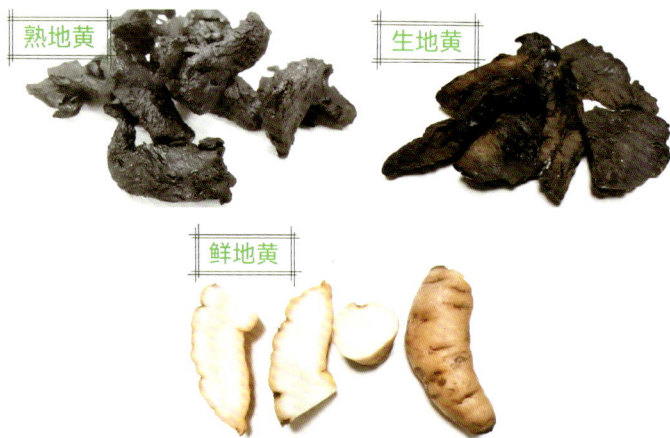

熟地黄　生地黄　鲜地黄

鲜桑椹益肾茶

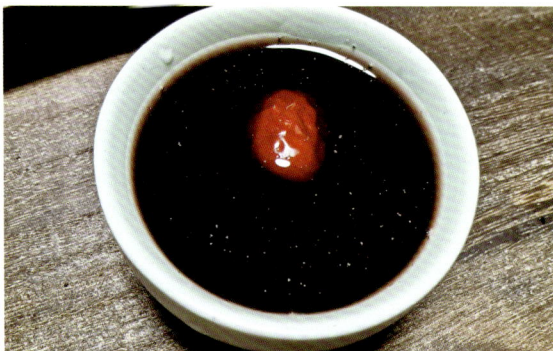

1. 材料

鲜桑椹 60 克或干桑椹 15 克，葡萄干 15 克，大枣 3 颗。

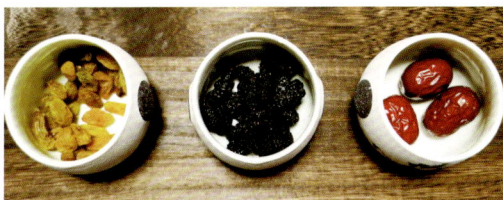

2. 制作方法

将所有材料放入养生壶或茶壶，加入适量纯净水煮沸，代茶饮用。或用沸水焗泡服用。

3. 药茶功效

桑椹滋阴补血，配伍大枣增强其补血之作用；葡萄干入肾经，辅助桑椹滋肾阴作用。三者相配共奏益肾、养血、抗衰老功效。此茶老人、小孩、孕期人群皆可饮用。

4. 注意事项

脾胃虚寒、大便稀溏者不宜饮用。

5. 药（食）材功效与主治

（1）鲜桑椹　见第59页节气谷雨"鲜桑椹玫瑰花茶"。

辨材识药锦囊

药食同源之桑椹

桑椹是桑科植物桑的果穗。常见的为紫黑色，还有白、红、绿、紫等品种。新鲜成熟的桑椹含丰富的蛋白质及矿物质，营养是苹果的5～6倍，是葡萄的4倍。

（2）大枣　见第133页节气处暑"鲜桑椹玉竹茶"。

鲜姜炒米茶

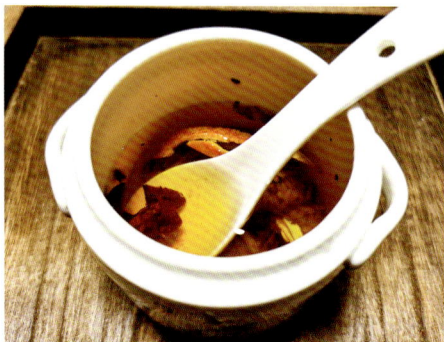

1. 材料

鲜生姜 125 克，粳米 250 克，大枣 50 克，陈皮 12 克。

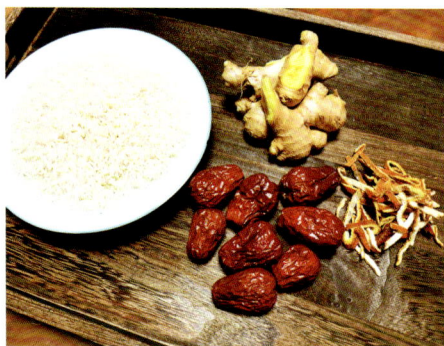

2. 制作方法

生姜切丝，大枣剪开；将大米洗净，置于锅中中火翻炒，炒至焦黄；放入切好的姜丝，炒干；加入大枣炒干，再加入陈皮翻炒，陈皮炒香即可。放凉，用密封罐装好。喝前取出一勺冲茶饮即可。

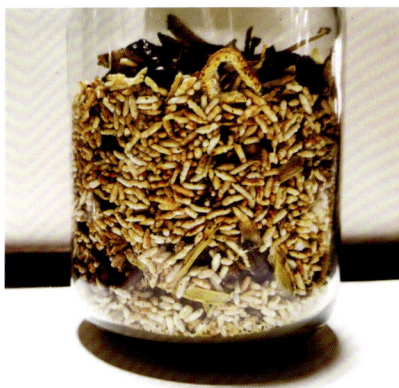

3. 药茶功效

经炒制后，缓和了鲜姜、陈皮和大枣的药性，而粳米炒制后燥湿暖胃作用增加，四者配伍共奏祛寒暖胃、健脾祛湿的功效。尤其适合南方生活的人群。

4. 注意事项

感冒发热、胸腹满闷者不宜饮用。

5. 药（食）材功效与主治

（1）鲜生姜 见第16页节气立春"姜枣茶"。

辨材识药锦囊

生姜肉与姜皮

生姜肉味辛，性温，属阳，可发汗解表、祛风散寒。而生姜皮味辛，性凉，属阴，可稍减姜肉的温性，又善通利小便，具有和脾、行水消肿的功效。固有"留姜皮则凉，去姜皮则热"的说法。

（2）粳米　禾本科植物稻的干燥种子。味甘，性平。具有温中益气的作用。可以补气和胃、长肌肉、壮筋骨、益肠胃。

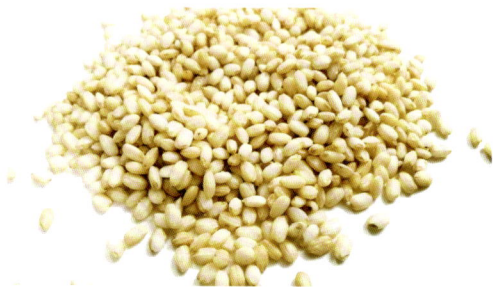

（3）大枣　见第 133 页节气处暑"鲜桑椹玉竹茶"。

（4）陈皮　见第 22 页节气雨水"茉莉陈皮茶"。

三、大雪

《咏廿四气诗·大雪十一月节》

积阴成大雪，看处乱霏霏。

玉管鸣寒夜，披书晓绛帷。

黄钟随气改，鴳鸟不鸣时。

何限苍生类，依依惜暮晖。

（一）节气特点与养生要点

1. 节气特点

大雪是二十四节气中的第二十一个节气，冬季的第三个节气。大雪节气是干支历子月的起始，标志着仲冬时节正式开始。大雪节气的特点是气温显著下降，降水量增多。

大雪时节，中国大部分地区已进入寒冷冬季，北方一些地区最低温度都降到了0℃或更低。在强冷空气前沿冷暖空气交锋的地区，降水量（雨或雪）增多。气象上将雨、雪、雹等从天空下降到地面的水汽凝结物都称为"降水"。

2. 大雪三候

一候鹖鴠不鸣。鹖鴠（hédàn）为鸟。此时天气寒冷，鸟儿也不再鸣叫了。

二候虎始交。此时是阴气最盛，所谓盛极而衰，阳气已有所萌动，老虎感知到阳气，开始出现求偶行为。

三候荔挺出。"荔"为马兰草，即马兰花，据说也能感受到阳气的萌动而抽出新芽。

3. 养生要点

大雪后，天气阴冷，寒意凛然，人体非常容易生病郁结，因此需要保暖护阳气，以顾护阴津为主，宜少泄津液。头面部、后颈及背部都要注意保暖。此时的天气特点是干燥，空气湿度低，大量出汗或过冷都容易损伤阳气。

自然界阴气极盛，人体的阳气也随着自然界的阴气转盛而潜藏于内。因此，大雪节气养生仍以养藏为主旋律，以温润护阳、御寒防病为根本，以顺应自然界闭藏之规律。大雪时节饮食应以温补为主，不宜过于大辛大热。冬季干燥，大辛大热之品食用过多易导致上火。

（二）养生药茶推荐

🌱 五指毛桃鲜奶茶

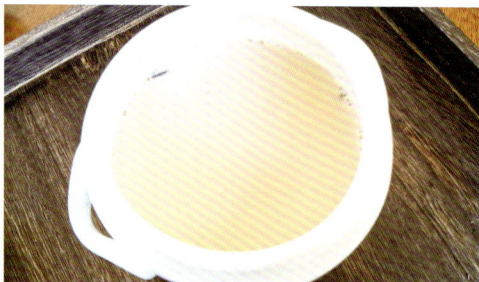

1. 材料

五指毛桃 15 克，红茶 5 克，白砂糖 15 克，鲜牛奶 150 克。

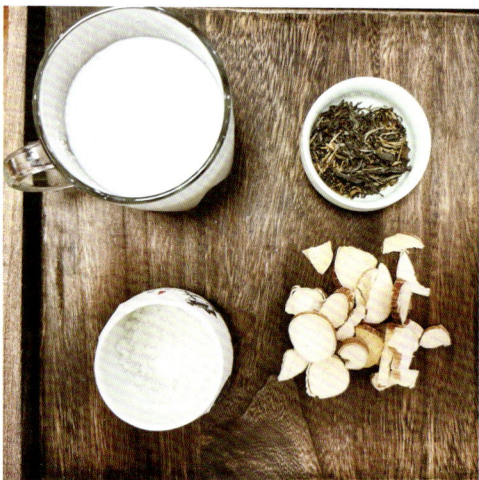

2. 制作方法

将五指毛桃放入养生壶中，加入 300 毫升水煎煮 10 分钟后，加入红茶焗泡 3 分钟，滤出药汁备用；将牛奶加热煮沸，离火；加糖，和药汁混合，趁热饮用。

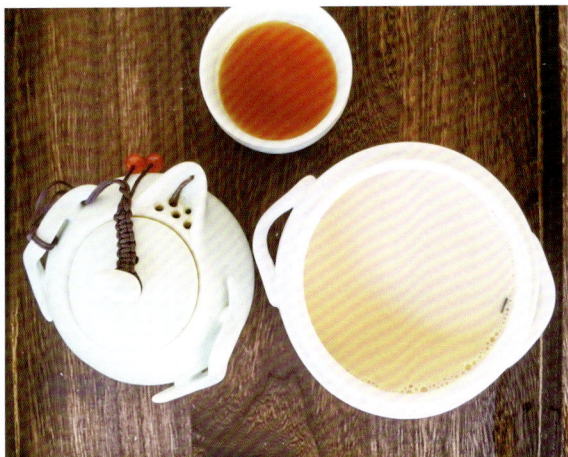

3. 药茶功效

鲜牛奶有补虚养血、生津润燥的作用，配伍红茶温胃散寒，适合冬日饮用。畏寒之人饮用最佳。

4. 注意事项

溃疡病患者慎用。

5. 药（食）材功效与主治

（1）五指毛桃　见第 32 页节气惊蛰"五指毛桃茶"。

（2）鲜牛奶　《本草纲目》收载称"牛乳"。牛科动物黄牛或水牛的乳汁。味甘，性微寒。具有补虚损、益肺胃、养血、生津润燥、解毒的功效。主虚弱劳损、反胃噎膈、消渴、血虚便秘、气虚下痢、黄疸。

牛奶还是牛奶饮品需要注意

市面上在售的牛奶五花八门，品种各异，实际上可以分为纯牛奶和牛奶饮品两种。

牛奶有纯牛奶、复原乳和调制乳。纯牛奶用百分之百的生牛乳加工制作，未添加任何其他原料。复原乳是指把牛奶浓缩、干燥成为浓缩乳或乳粉，再添加适量水，制成与原乳中水、固体物比例相当的乳液。调制乳是以不低于80%的生牛（羊）乳或复原乳为主要原料，添加其他原料或食品添加剂或营养强化剂，采用适当的杀菌或灭菌等工艺制成的液体产品。

而牛奶饮品实则为含乳饮料，是指以乳或乳制品为原料，加入水及适量辅料经配制或发酵而成的饮料制品。

如何鉴别牛奶和含乳饮料呢？一看产品类型。含乳饮料按规定需要标注为饮品或饮料。二看配料表。含乳饮料的配料除了鲜牛奶以外，一般还有水、甜味剂、果味剂等。三看营养成分表。主要是看蛋白质含量，牛奶的蛋白质含量每100克不得低于2.3克。

鲜萝卜青果茶

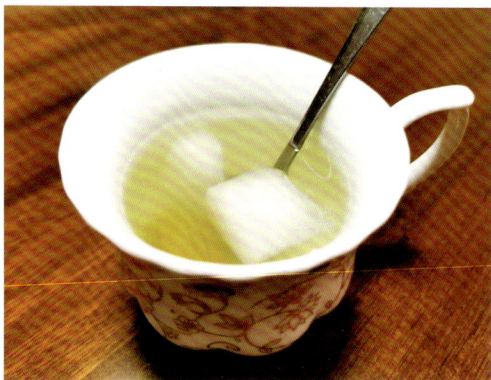

1. 材料

白萝卜 100 克，鲜青果 2 枚或干青果 5 克，冰糖适量。

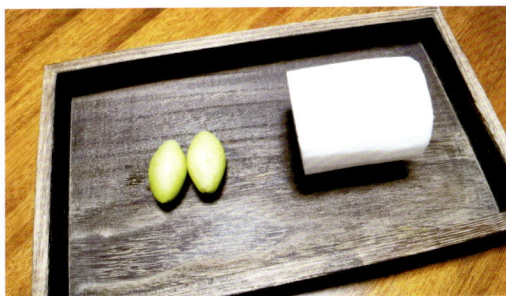

2. 制作方法

将白萝卜、青果放入汤锅中煮 15 分钟，然后加冰糖饮用。

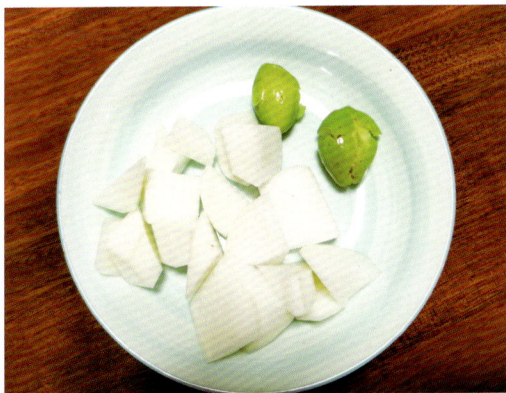

3. 功效分析

谚语"冬吃萝卜夏吃姜"中的萝卜指的就是白萝卜，它具有清热化痰、理气消食的作用。此茶有除痰润肺、和中止咳的功效，适于肺胃热盛引起的咽干肿痛者饮用。

4. 注意事项

脾胃虚寒者不宜饮用。

5. 药（食）材功效与主治

（1）萝卜　又称莱菔。为十字花科植物莱菔的鲜根。味辛、甘，性凉；熟者味甘，性平。归脾、胃、肺、大肠经。具有消食、下气、化痰、止血、解渴、利尿的功效。用于消化不良、食积胀满、吞酸、吐食、腹泻、痢疾、便秘、痰热咳嗽、咽喉不利、咳血、吐血、衄血、便血、便秘、消渴、淋浊。

辨材识药锦囊

各类萝卜的养生功效

白萝卜——性凉，能消食，下气，化痰。

青萝卜——清肝火，滋阴润燥。

胡萝卜——明目护眼，增强免疫力。

水萝卜——利尿。

红心萝卜——减肥。

（2）鲜青果　见第159页节气秋分"鲜青果胖大海茶"。

鲜党参生脉茶

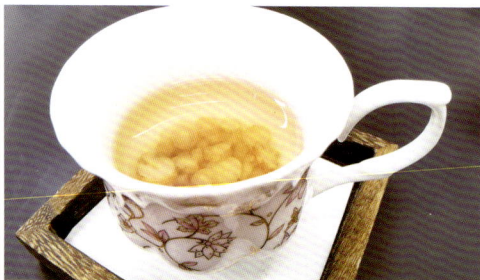

1. 材料

鲜党参 10 克或党参片 3 克，麦冬 3 克，五味子 1 克。

2. 制作方法

将药材放入养生壶，加入适量纯水浸泡 15 分钟，再煮沸约 10 分钟后便可代茶饮用。

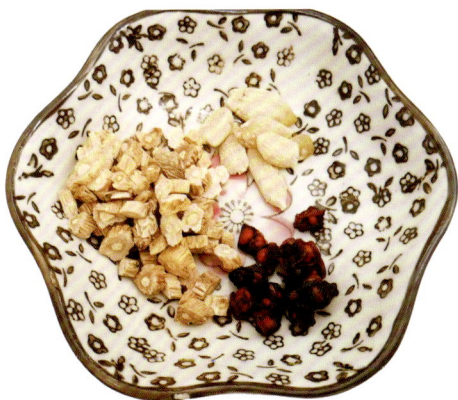

3. 药茶功效

生脉散最早由金元时期的名医张元素创立，流传千年。此茶由党参代替人参，与麦冬、五味子和五指毛桃四药合用，共奏益气养阴、生津止渴之效。适用于疲劳乏力、心慌气短、汗多的人群。阴虚燥热比较明显的可用西洋参替代党参。

4. 注意事项

孕妇忌服，哺乳期妇女慎用。

5. 药（食）材功效与主治

（1）党参 桔梗科植物党参、素花党参或川党参的干燥根。

味甘，性平。归脾、肺经。具有健脾益肺、养血生津的功效。用于脾肺气虚、食少倦怠、咳嗽虚喘、气血不足、面色萎黄、心悸气短、津伤口渴、内热消渴。

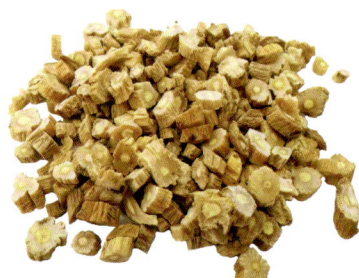

党参

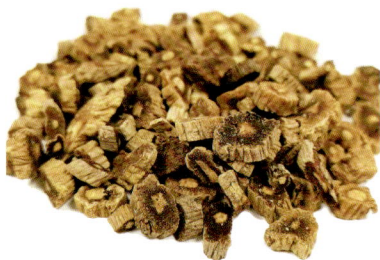

熟党参

辨材识药锦囊

平价补气药——党参

党参为平补之品，力量较人参弱，专补肺脾之气，鲜少有"补过头"的烦恼，且其价格亲民。在广东，不少人煲汤都会放一些党参。

党参特别适合平时学习、工作任务繁重、经常熬夜、睡眠不足、容易疲倦乏力、常感冒咳嗽、消化不良的人群，日常调理可经常用党参泡水或者煲汤喝。

熟党参为党参的炮制品，其补益力增强。在岭南特色炮制中熟党参为蒸后的党参，亦有土炒或米炒的党参。

（2）麦冬　见第44页节气春分"鲜桑叶麦冬茶"。

（3）五味子　见第218页节气冬至"二子延寿茶"。

大枣枸杞茶

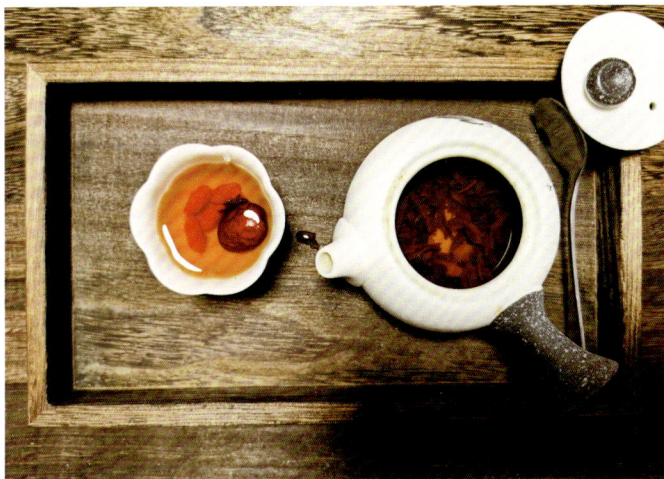

1. 材料

大枣 3 颗，枸杞子 10 克，红茶 5 克。

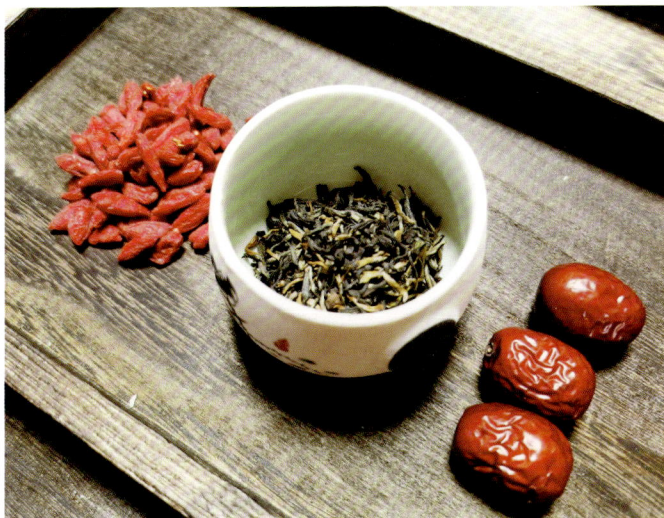

2. 制作方法

将大枣、枸杞子放入养生壶，加入适量水煮沸后，加入红茶焗泡5分钟后饮用。

3. 功效分析

大枣和枸杞子二者为茶能增强肌力、消除疲劳，具有滋肾、养血安神的功效。特别适合常熬夜、贫血者服用。

4. 注意事项

脾胃虚弱者、腹泻患者慎用。红茶不宜放凉饮用。

5. 药（食）材功效与主治

（1）大枣　见第133页节气处暑"鲜桑椹玉竹茶"。

（2）枸杞子　茄科植物宁夏枸杞的干燥成熟果实。味甘，性平。归肝、肾经。有滋补肝肾、益精明目的功效。用于虚劳精亏、腰膝酸痛、眩晕耳鸣、阳痿遗精、内热消渴、血虚萎黄、目昏不明。

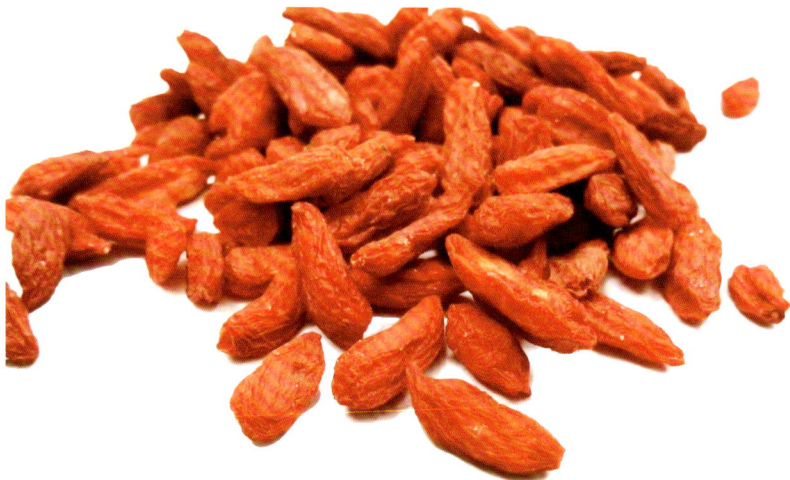

辨材识药锦囊

枸杞子的挑选要点及与其他药材的联用

　　枸杞子以宁夏产的为道地药材，挑选枸杞子注意以下四点。一嚼，有酸苦味，可能是硫黄处理过，不宜选用。二看，好的枸杞子呈纺锤形或椭圆形，体型较大；颜色红色或暗红色，尖端蒂处有个白点。三捏，用力捏枸杞子，有黏性、质地柔软的，为吸水受潮，不宜选用。四泡，正常冲泡后水为淡黄色；如果为砖红色，则是经过染色等处理，不能使用。

　　枸杞子＋大枣：补益精血。

　　枸杞子＋龙眼：补肝肾、益精血、养心安神。

　　枸杞子＋黄芪：补气益精、助阳。

　　枸杞子＋菊花：滋阴明目、清肝火。

　　枸杞子＋黄精：补肝肾、益精血。

　　枸杞子＋五味子：补益阴精、益气生津、敛汗。

　　枸杞子＋山药：益气养阴、补肝肾、生津止渴、助阳气生发。

四、冬至

《咏廿四气诗·冬至十一月中》

二气俱生处，周家正立年。

岁星瞻北极，舜日照南天。

拜庆朝金殿，欢娱列绮筵。

万邦歌有道，谁敢动征边？

（一）节气特点与养生要点

1. 节气特点

冬至是二十四节气之第二十二个节气，冬天的第四个节气。古书有云："阴极之至，阳气始生，日南至，日短之至，日影长之至，故曰冬至。"冬至这天是北半球各地白昼最短、黑夜最长的一天。

这一天是"数九"寒冬的开始，此时我国北方大部分地区已是"千里冰封，万里雪飘"，南方地区也已入冬，气候寒凉，昼夜温差大。阴气极盛之时，阴极而阳生，又是一阳萌动之时，阳气始生，渐蓄能量，以待来春生发。

冬至是古代十分重要的节日，兼具自然与人文两大内涵。冬至是"四时八节"之一，被视为冬季的大节日，在古代民间有"冬至大如年"的讲法。

2. 冬至三候

一候蚯蚓结。传说蚯蚓是阴曲阳伸的生物，此时阳气虽已生长，但阴气仍然十分强盛，土中的蚯蚓仍然蜷缩着身体。

二候麋角解。麋与鹿同科，但它们角的方向不同，古人认为麋的角朝后生为阴。冬至阳始生，麋能够感知到阳气，所以它的角就解掉了。

三候水泉动。藏在地下的泉水受到阳气的推动，开始慢慢地流动起来。

3. 养生要点

冬至后，天气寒冷，阳气伏藏，顺应这一变化，此时养生当注重于"藏"。起居方面需要早睡晚起，早睡以养阴气，晚起收敛阳气。老年人可以等到太阳出来、寒气消散后再起床，勿过度操劳。情志上避免急躁发怒，以免扰动闭藏在内的阳气。所谓"冬至进补，开春打虎"，饮食当以补阳、补精、补肾为主。冬至时节养生以固守真元为重点，固肾强体，护阳益精，温肾阳，暖脾阳，阳秘则精藏，蓄势以待发。

（二）养生药茶推荐

二子延寿茶

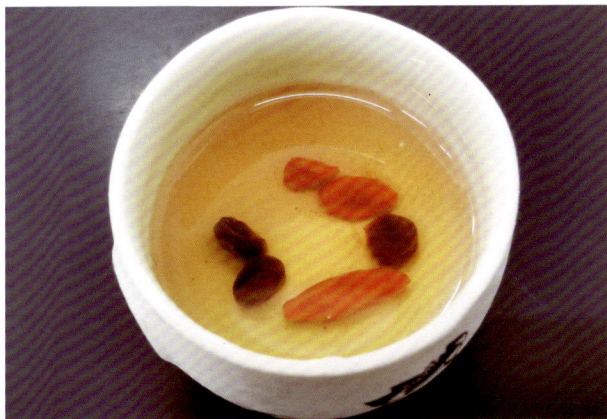

1. 材料

五味子6克，枸杞6克。

2. 制作方法

将五味子捣碎、枸杞子放入茶壶中，加入适量的沸水焗泡20分钟。可加适量红糖调味。

3. 药茶功效

五味子和枸杞子，二者配伍酸甘化阴，共奏益肾、滋肝、养心、补五脏之效，可帮助改善视力和听力，延年益寿。这个方子也适合中老年等心脏功能弱或慢性糖尿病，及脾肾双虚的人群日常饮用。

4. 注意事项

有湿热及痰湿中阻者、感冒发热、身体有炎症、腹泻者不宜饮用。

5. 药（食）材功效与主治

（1）五味子　木兰科植物五味子的干燥成熟果实。味酸、甘，性温。归肺、心、肾经。具有收敛固涩、益气生津、补肾宁心的功效。用于久嗽虚喘、梦遗滑精、遗尿尿频、久泻不止、自汗盗汗、津伤口渴、内热消渴、心悸失眠。

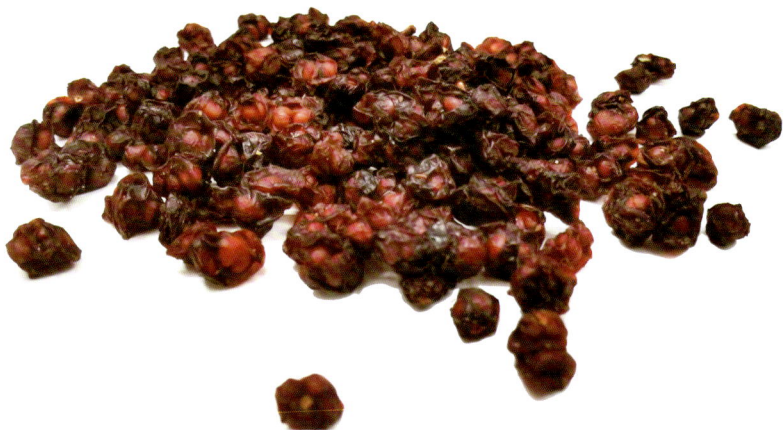

辨材识药锦囊

五味俱全之五味子

五味子名字由来被记载于《新修本草》，因五味子的果皮与果肉带有酸甜滋味，果核散发出辛辣和苦味，而三者都具有咸味，同时具有五种味道，故称为五味子。

《黄帝内经》中提到酸入肝，辛入肺，苦入心，咸入肾，甘入脾，五脏各主其味。五味子囊括五味特性，其味道丰富，也就有了五味俱全养五脏的说法。

（2）枸杞子 见第214页节气大雪"大枣枸杞茶"。

熟地滋肾茶

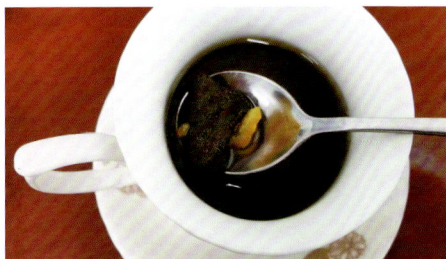

1. 材料

熟地黄3克，山药6克，山茱萸3克，陈皮2克。

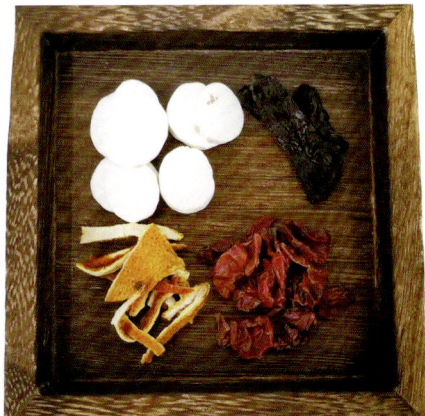

2. 制作方法

将上述材料洗净剪碎倒入养生壶或砂锅，加入 500 毫升饮用水，加热煮沸后煎煮 15 分钟，根据个人口味加入适量白糖即可饮用。

3. 药茶功效

熟地滋肾茶具有滋肾养阴、健脾养血的作用，用于阴虚血少、腰膝酸软、萎弱无力。还可用于骨蒸劳热、肺结核的治疗。

4. 注意事项

脾胃虚弱、气滞、痰多者不宜饮用。

5. 药（食）材功效与主治

（1）熟地黄　玄参科植物地黄干燥块根的炮制加工品。味甘，性微温。归肝、肾经。具有补血滋阴、益精填髓的作用。用于血虚萎黄、心悸怔忡、月经不调、崩漏下血、肝肾阴虚、腰膝酸软、骨蒸潮热、盗汗遗精、内热消渴、眩晕、耳鸣、须发早白。

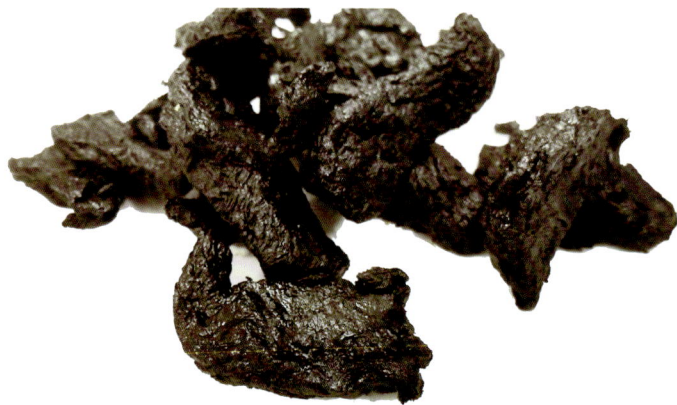

（2）山药 见第 198 页节气小雪"淮山生地茶"。

（3）山茱萸 山茱萸科植物山茱萸的干燥成熟果肉。味酸、涩，性微温。归肝、肾经。有补益肝肾、收涩固脱等功效。用于眩晕耳鸣、腰膝酸痛、阳痿遗精、遗尿尿频、崩漏带下、大汗虚脱、内热消渴。

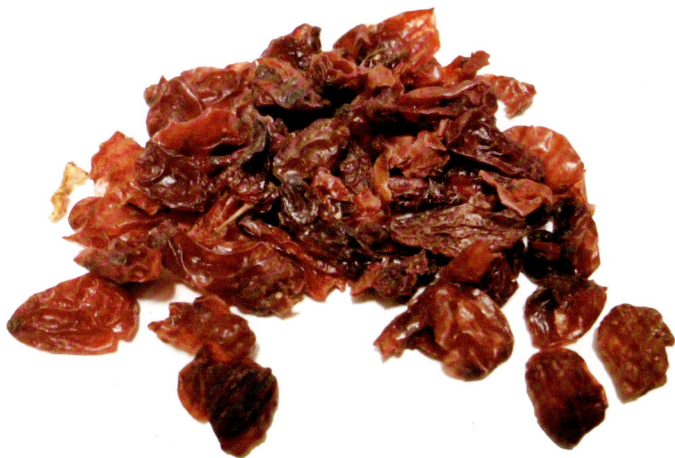

辨材识药锦囊

平补阴阳第一果——山茱萸

山茱萸是一味补益而又具有收涩功能的中药，不论阴虚阳虚均可使用；为可用于保健食品的中药之一。《医学衷中参西录》称山茱萸"救脱之功，较参、术、芪更胜"。山茱萸具有大补肝肾之精、收敛正气的功效，为救脱第一要药。中医滋肾补肾的著名方剂六味地黄丸中就含有山茱萸。

（4）陈皮 见第 22 页节气雨水"茉莉陈皮茶"。

鲜姜枣红糖茶

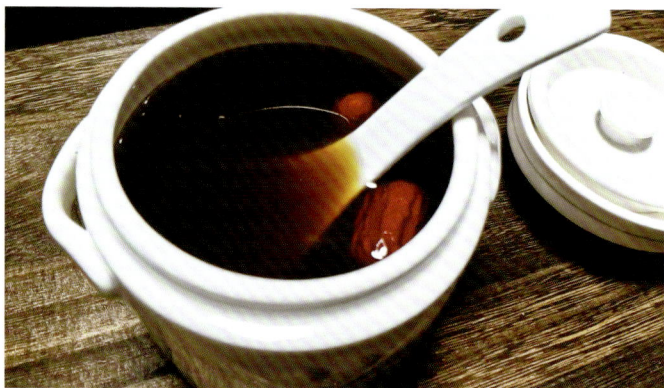

1. 材料

老姜 5 克，大枣 6 颗，红糖适量。

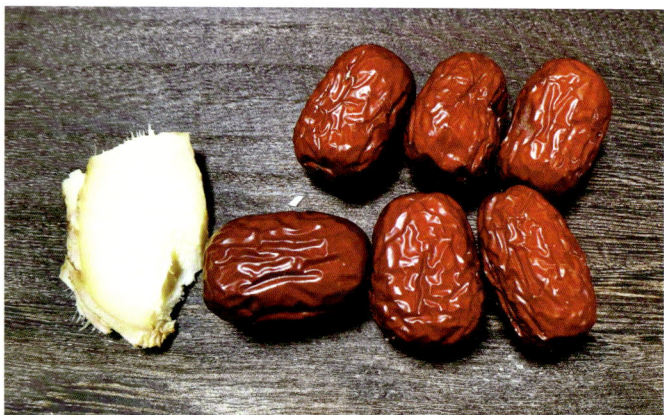

2. 制作方法

将老姜、大枣放入养生壶，加适量水煮开后，加入红糖，搅拌溶化即可饮用。

3. 药茶功效

《本经疏证》云："姜以主卫，枣以主营。"生姜大枣辛甘配对，阳表阴里，刚柔相济。既能补体内阳气之虚以温中，又能助阳气发散以排寒。这道茶祛寒、温脾胃的效果很好。

4. 注意事项

热证或湿热证患者忌用。

5. 药（食）材功效与主治

（1）老姜 俗称姜母。姜科植物姜的新鲜根茎。味辛，性微温。归肺、脾、胃经。具有解表散寒、温中止呕、化痰止咳、解鱼蟹毒的作用。用于风寒感冒、胃寒呕吐、寒痰咳嗽、鱼蟹中毒。

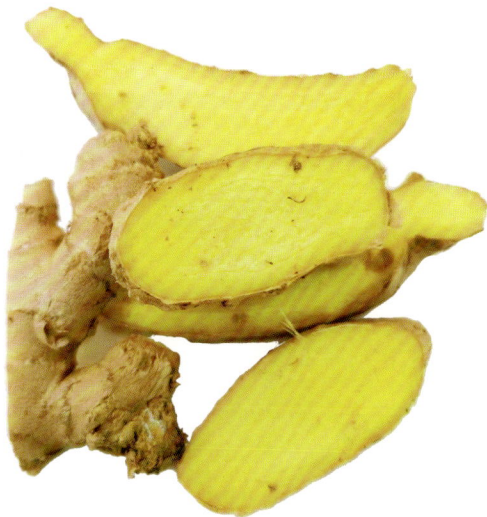

（2）大枣 见第133页节气处暑"鲜桑椹玉竹茶"。

（3）红糖 见第15页节气立春"鲜紫苏姜糖茶"。

肉苁蓉茶

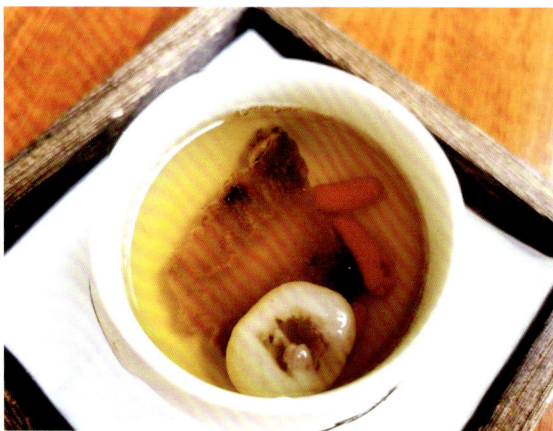

1. 材料

肉苁蓉 5 克，龙眼肉 5 克，枸杞子 7 克。

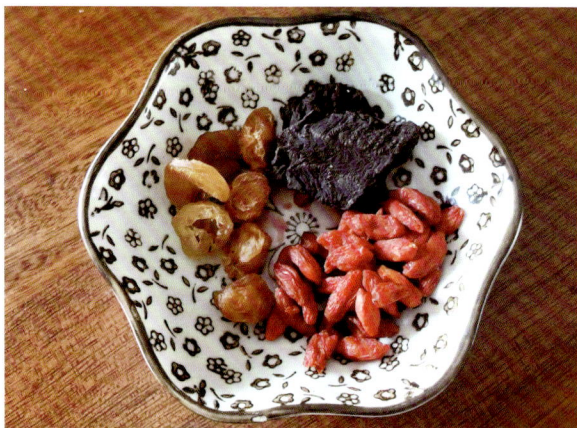

2. 制作方法

将肉苁蓉、龙眼肉、枸杞子放入养生壶中，加入 500 毫升的饮用水煮开，焖泡 10 分钟即可饮用。可以反复冲泡至无色无味。

3. 药茶功效

肉苁蓉补肾阳、益精血，配伍枸杞子、龙眼肉滋阴养血，具有滋补肝肾、养血安神的作用。尤其适合肾虚体弱、免疫力低下的人群。

4. 注意事项

阴虚火旺、实热便秘或脾虚便溏的人群不宜服用，孕妇、未成年人、经期女性等不宜服用。

5. 药（食）材功效与主治

（1）肉苁蓉　列当科植物肉苁蓉或管花肉苁蓉的干燥带鳞叶的肉质茎，寄生在荒漠地带藜科植物梭梭、白梭梭等植物的根上，被称为"沙漠人参"。味甘、咸，性温。归肾、大肠经。具有补肾阳、益精血、润肠通便的功效。用于肾阳不足、精血亏虚、阳痿不孕、腰膝酸软、筋骨无力、肠燥便秘。

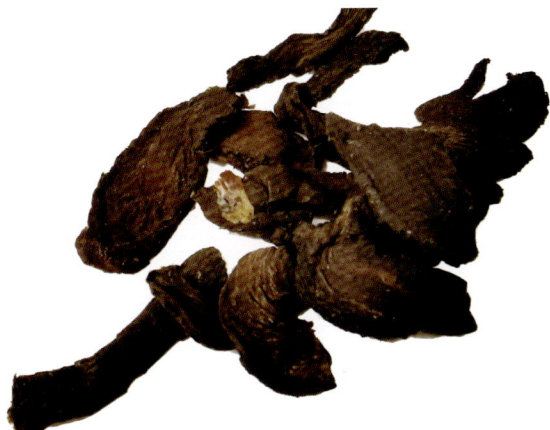

辨材识药锦囊

沙漠人参——肉苁蓉的挑选

一看外表。肉苁蓉外表有鳞片，而且鳞片非常密集。

二看质地。肉苁蓉质地非常柔软，手捏可以明显感觉到。

三看切片纹理。肉苁蓉切片的放射性菊花纹清晰可见。每片切片都显示出独特的菊花纹。

目前市面上有淡肉苁蓉和咸肉苁蓉两种。淡肉苁蓉以个大身肥、鳞细、灰褐色至黑褐色、油性大、茎肉质而软者为佳。咸肉苁蓉以色黑质糯、细鳞粗条、体扁圆形者为佳。

（2）龙眼肉　见第103页节气小暑"鲜龙眼茶"。

（3）枸杞子　见第214页节气大雪"大枣枸杞茶"。

五、小寒

《咏廿四气诗·小寒十二月节》

小寒连大吕，欢鹊垒新巢。

拾食寻河曲，衔紫绕树梢。

霜鹰近北首，雉雊隐丛茅。

莫怪严凝切，春冬正月交。

（一）节气特点与养生要点

1. 节气特点

小寒是二十四节气中的第二十三个节气，冬季的第五个节气，干支历子月的结束与丑月的起始。小寒与大寒、小暑、大暑及处暑一样，都是表示气温冷暖变化的节气。小寒节气的特点就是寒冷，但是还没有冷到极致。

冬至之后，冷空气频繁南下，气温持续降低，温度在一年的小寒、大寒之际降到最低。民谚"小寒时处二三九，天寒地冻冷到抖"说明了小寒节气的寒冷程度。在北方有"小寒胜大寒"一说；但对于南方部分地区而言，全年最低气温仍然会出现在大寒节气左右。

2. 小寒三候

一候雁北乡。"乡"乃趋向之意，小寒已到阳气即生。大雁感应到北方阳气的萌动，顺应阴阳之气而迁徙，开启了北归之旅。

二候鹊始巢。古人认为喜鹊能感知阴阳，识别星象。虽然小寒仍是天寒地冻，但它们已经感受到了阳气，开始筑巢，准备繁衍后代。

三候雉始鸲。此时山中的野鸡也感受到阳气，开始鸣叫寻找同伴。寒冷中的鸣叫声预示着寒冬中蕴含的生机，为下一季的生长做准备。

3. 养生要点

小寒节气来临，气温骤降，天气寒冷，所谓寒性凝滞，寒性收引，过于寒冷容易引起关节痛、颈椎痛、心血管及呼吸系统的疾病。因此首要任务为防寒保暖，尤其要注意头部、肩颈部、脚部等易受凉的部位的保暖。

　　"三九补一冬，来年无疼痛。"在经历了春寒、夏暑、秋燥的消耗，人体脏腑的阴阳气血会有所偏衰，合理进补既可及时补充气血津液抵御严寒侵袭，又能使来年少生病，身体更强壮，达到事半功倍的养生目的。中医认为，寒属极阴之气，主收藏凝滞。因此，小寒的养生原则是防寒保暖，敛精藏气，以扶阳补肾、补气润燥为主。少食油腻、辛辣的食品，饮食以清淡少盐为主。

（二）养生药茶推荐

鲜党参归枣茶

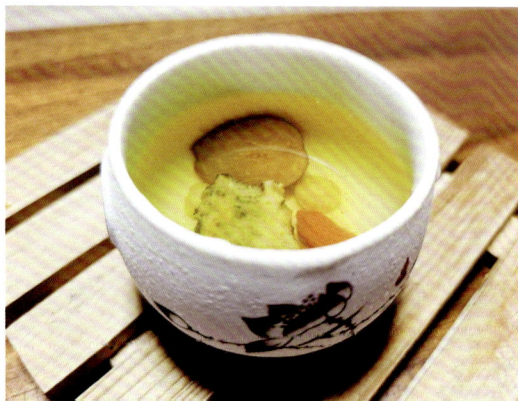

1. 材料

　　鲜党参 15 克或熟党参 10 克，当归 10 克，枸杞子 10 克，大枣 10 克。

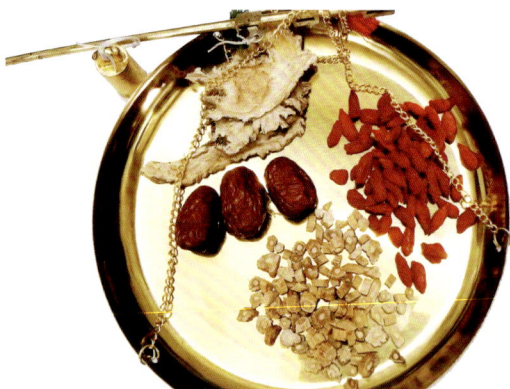

2. 制作方法

将党参、当归、枸杞子、大枣放入养生壶中，加入适量的纯水煎煮 15 分钟即可饮用。

3. 药茶功效

党参、当归、枸杞子和大枣四味合用，具有益气补血、固本培元的作用。适用于疲倦乏力、恶风怕冷、易感冒、贫血人群。

4. 注意事项

月经过多、有出血倾向、阴虚内热、大便溏泄者均不宜服用。

5. 药（食）材功效与主治

（1）党参　见第 211 页节气大雪"鲜党参生脉茶"。

（2）当归　伞形科植物当归的干燥根。味甘、辛，性温。归肝、心、脾经。具有补血活血、调经止痛、润肠通便的功效。用于血虚萎黄、眩晕心悸、月经不调、经闭痛经、虚寒腹痛、风湿痹痛、跌扑损伤、痈疽疮疡、肠燥便秘。酒当归活血通经，用于经闭痛经、风湿痹痛、跌扑损伤。

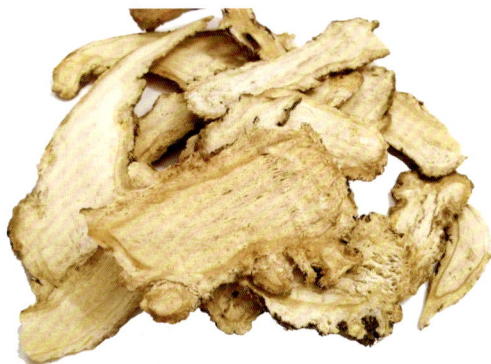

当归——入药分三部，用药有偏颇

当归入药时可细分为头、身、尾三部分，其功效各有侧重。当归头以止血为主；当归身以补血为主；当归尾以破血为主，而全当归则有补血活血的功效。一般来说，医师的处方都会写明药用部位，如果只写"当归"，就指全当归。

当归的挑选：全当归以主根粗长、支根少、质坚带柔性、表面黄棕色、断面黄白色、气香浓、味甜少苦为佳。当归头以根头圆大、粗长、断面黄白色气浓、味甜为佳。当归尾以条粗匀、无须根、不发油、外色棕黄、内色白为佳。

（3）枸杞子　见第214页节气大雪"大枣枸杞茶"。

（4）大枣　见第133页节气处暑"鲜桑椹玉竹茶"。

鲜桑椹龙眼茶

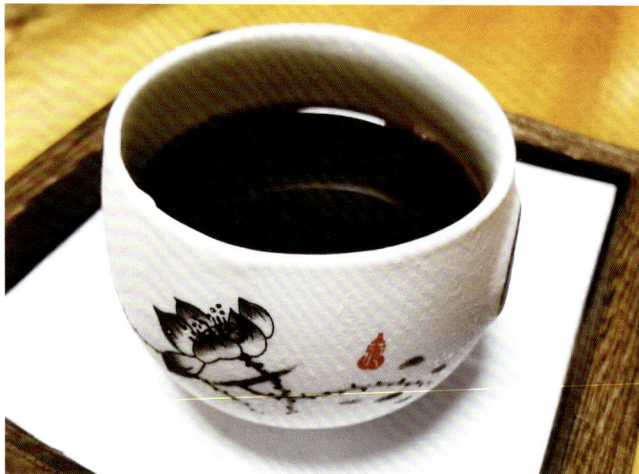

1. 材料

鲜桑椹50克或桑椹干10克，鲜龙眼肉10克或干龙眼肉5克，陈皮3克，蜂蜜适量。

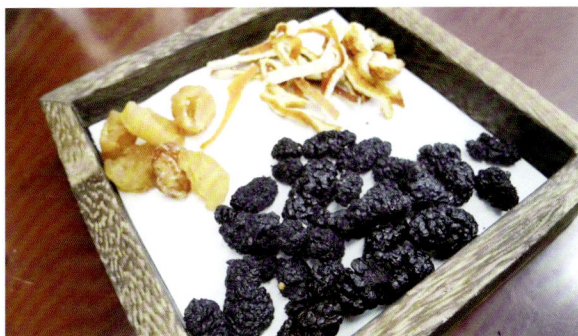

2. 制作方法

将龙眼肉、陈皮放入养生壶，加入500毫升左右的饮用水煎煮10分钟，加入桑椹焗泡5分钟，视个人口味加入蜂蜜调味，代茶饮。

3. 药茶功效

桑椹和龙眼肉两者配伍可以滋补气血、调理肝肾，加陈皮理气健脾。此茶具有补血、健脾、养气的作用。

4. 注意事项

脾胃虚寒便溏者、糖尿病患者不宜饮用。

5. 药（食）材功效与主治

（1）鲜桑椹　见第59页节气谷雨"鲜桑椹玫瑰花茶"。

（2）龙眼肉　见第103页节气小暑"鲜龙眼茶"。

岭南四大果品之龙眼

龙眼是与荔枝、香蕉、菠萝齐名的"南国四大果品"。在南方，新鲜的习惯称为龙眼，其干品称为龙眼干。而在北方多为干品，习惯称为桂圆或桂圆肉。

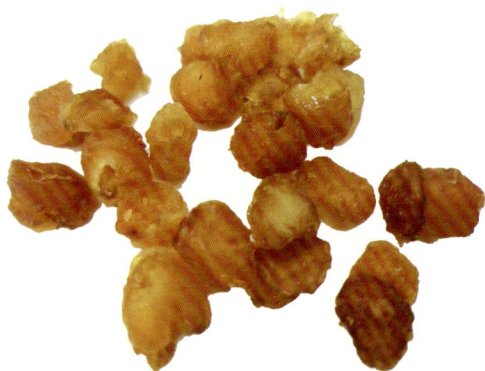

龙眼干品

（3）陈皮　见第 22 页节气雨水"茉莉陈皮茶"。

炙甘草桂枝茶

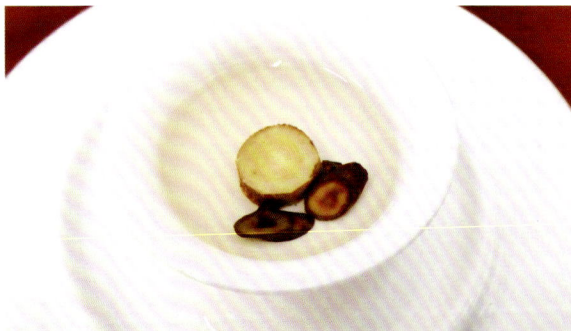

1. 材料

炙甘草3克，桂枝6克。

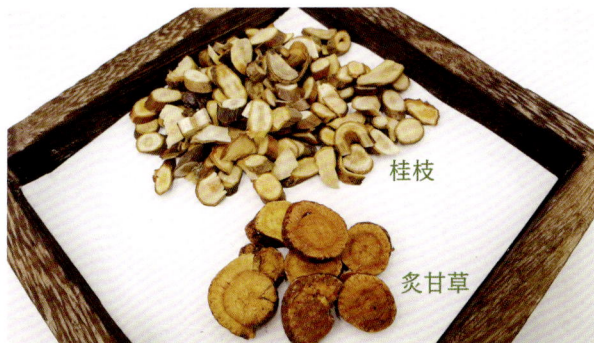

桂枝

炙甘草

2. 制作方法

取桂枝、炙甘草，稍微用温水过滤一下，再倒入开水冲泡，代茶饮即可。

3. 药茶功效

桂枝和炙甘草配伍，一辛一甘，辛甘化阳，升阳化气，补助心阳，能起温补心阳、和营益气的作用。适宜脾胃虚寒者、风寒初起者及心阳不足者饮用。

4. 注意事项

热或湿热证、发热、尿赤、舌苔黄者忌用。

5. 药（食）材功效与主治

（1）炙甘草　豆科植物甘草、胀果甘草或光果甘草的干燥根和根茎的炮制加工品。味甘，性平。归心、肺、脾、胃经。具有补脾和胃、益气复脉的功效。用于脾胃虚弱、倦怠乏力、心动悸、脉结代。

辨材识药锦囊

生甘草与炙甘草的异同点

甘草分为生甘草和炙甘草。炙甘草是将生甘草置于炼蜜中炒制而成。

生甘草气冲，偏于行，擅于解毒、泻火。

炙甘草气缓，偏于补中，擅于补气补虚。

（2）桂枝 见第239页节气大寒"鲜姜桂枝茶"。

黄芪鲜苹果茶

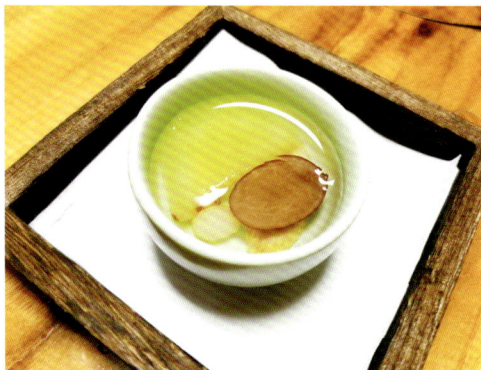

1. 材料

鲜苹果1个或干苹果片20克，黄芪5克，麦冬3克，大枣4颗，生姜1片。

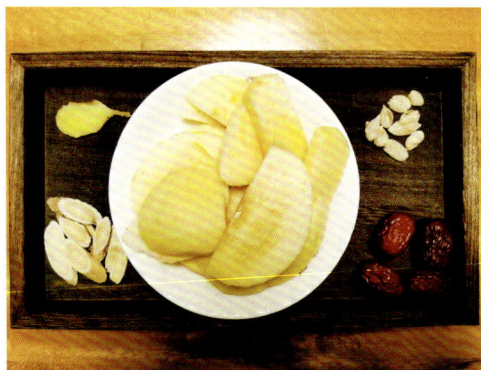

2. 制作方法

将鲜苹果洗净，切片去核，与黄芪、麦冬、生姜、大枣一起放入养生壶，加入 800 毫升饮用水煎煮 20 分钟即可饮用。

3. 药茶功效

黄芪性温和，具有补气益气、升阳固表的功效，搭配温阳健脾的生姜、补中益气的大枣、生津止渴的苹果、养阴生津的麦冬，既能补气升阳、健脾温胃，又能祛寒除湿。

4. 注意事项

孕妇、经期妇女不宜服用。感冒发热、胸腹满闷者不宜服用。

5. 药（食）材功效与主治

（1）鲜苹果　蔷薇科植物苹果的新鲜成熟果实。味甘酸，性凉。有益胃生津、除烦、醒酒之功效，用于津少口渴、脾虚泄泻、食后腹胀、饮酒过度。

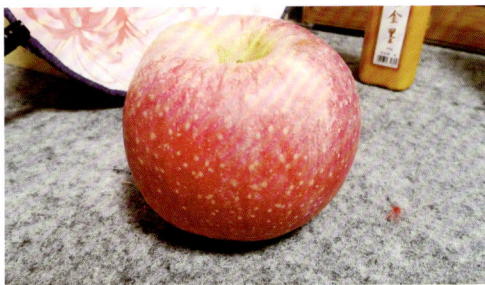

（2）黄芪　见第 178 页节气霜降"黄芪菊花茶"。

（3）麦冬　见第 44 页节气春分"鲜桑叶麦冬茶"。

（4）生姜　见第 16 页节气立春"姜枣茶"。

（5）大枣　见第 133 页节气处暑"鲜桑椹玉竹茶"。

六、大寒

《咏廿四气诗·大寒十二月中》

腊酒自盈樽，金炉兽炭温。

大寒宜近火，无事莫开门。

冬与春交替，星周月讵存？

明朝换新律，梅柳待阳春。

（一）节气特点与养生要点

1. 节气特点

大寒是二十四节气中的最后一个节气，有"大寒迎年"的说法。"寒气之逆极，故谓大寒。"民谚亦云："小寒大寒，无风自寒。"这时寒潮南下频繁，风大，低温，天寒地冻，是一年中最寒冷的时节；也是一个生机潜伏、万物蛰藏的时令。大寒节气大气环流比较稳定，环流调整周期大约为 20 天。此种环流调整时，常出现大范围雨雪天气和大风降温。

大寒在岁终，冬去春来，大寒一过，又开始一个新的轮回。在中国一些地方，大寒至立春这段时间有很多重要的民俗，如除旧布新、制作腊味以及祭灶、尾牙祭等。

2. 大寒三候

一候鸡始乳。这个时候母鸡开始哺育小鸡了。在自然界中，小鸡的孵化一般从大寒开始。母鸡卵巢需要光照、紫外线的刺激，大寒节气开始，光照增加，母鸡就开始下蛋繁衍了。

二候征鸟厉疾。大寒来临，天寒地冻，草木凋零，生活在田园、荒草中的小动物失去庇护，很容易被猛禽发现，这个时候人们就经常可以看到猛禽捕猎的情形。

三候水泽腹坚。此时湖泽冰层累积至厚，尤以水域中央最为坚实，犹如玉甲凝成，正是全年封冻最盛之时。"水泽腹坚"的物候现象提醒着人们，冬藏之时仍需蛰伏。

3. 养生要点

大寒仍要顺应冬季闭藏的特性，做到早睡晚起，早睡养人体的阴气，晚起养阳气。古语有云："大寒大寒，防风御寒。"大寒时节除了要防寒，还须防风，衣着要随着气温变化而增减，尤其应注意手脚的保暖。建议睡前养成热水洗脚或泡脚的习惯，以达到畅通血脉、改善睡眠质量的目的。

大寒时节如要运动，最好等到太阳出来后再进行户外锻炼。由于冬季关节灵活性低，在运动前要做好热身准备，避免造成运动损伤。运动强度不宜过大，不要大汗淋漓，避免耗损阳气。

大寒时节天气十分寒冷，养生要着眼于"藏"，御寒要温肾阳，此时特别要防寒、暖身、补益。老年人脾胃虚弱需顾护脾胃，不要刻意进补，饮食宜适当清淡。此外中医认为，大枣、桂圆、韭菜、核桃、花生、山药、芝麻、小米等食物具有温阳益气的作用，适量多吃可提高御寒能力。

（二）养生药茶推荐

鲜姜桂枝茶

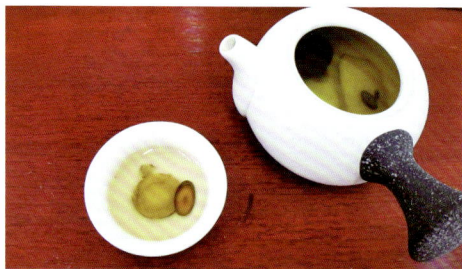

1. 材料

桂枝 4 克，生姜 3 片，大枣 3 颗，炙甘草 3 克。

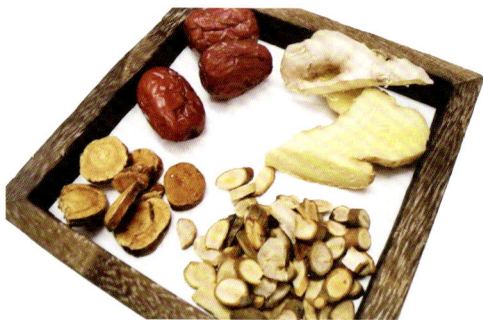

2. 制作方法

将药材放入养生壶，加入适量的水，煎煮 10 分钟即可饮用。

3. 药茶功效

桂枝温通经脉，生姜解表散寒，生姜配伍大枣不至于过散伤阴，桂枝配伍炙甘草，既可益脾胃，又可温心阳。此方辛甘化阳，升阳化气。具有温中散寒、调和营卫、温补心阳的作用。该茶饮适合入冬后脸色苍白、易脘腹冷痛、手足不温及心阳不足的人群饮用。

4. 注意事项

热证或湿热证患者忌用。

5. 药（食）材功效与主治

（1）桂枝　樟科植物肉桂的干燥嫩枝。味辛、甘，性温，归心、肺、膀胱经。具有发汗解肌、温通经脉、助阳化气、平冲降气的作用。用于风寒感冒、脘腹冷痛、血寒经闭、关节痹痛、痰饮、水肿、心悸、奔豚。

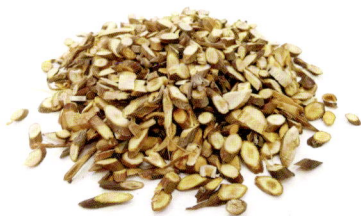

（2）生姜　见第16页节气立春"姜枣茶"。

（3）大枣　见第133页节气处暑"鲜桑椹玉竹茶"。

（4）炙甘草　见第233页节气小寒"炙甘草桂枝茶"。

辨材识药锦囊

桂枝与肉桂的区别

桂枝与肉桂都是来自樟科植物肉桂，但取自不同的部位。桂枝以嫩枝入药，而肉桂以树皮入药。

鲜苹果肉桂茶

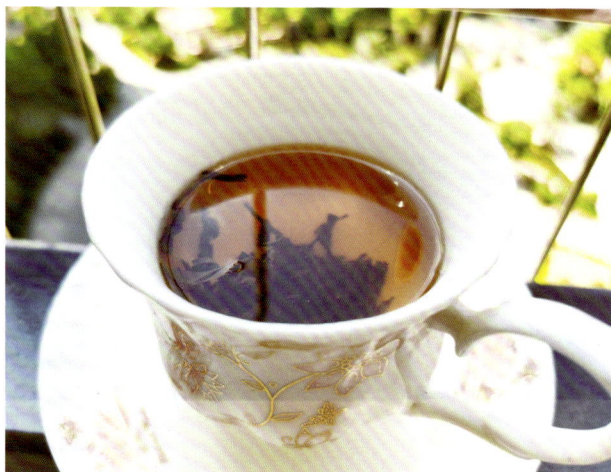

1. 材料

鲜苹果1个，肉桂3克，红茶包5克。

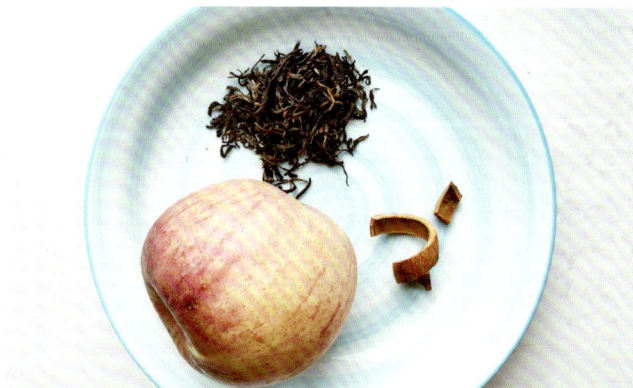

2. 制作方法

鲜苹果去核，切片，备用。肉桂、苹果片放入养生壶中，加入适量纯净水煮开后，煎煮 15 分钟。滤出汁液，焖泡红茶 1 分钟即可饮用。煎煮后的苹果肉亦可食用。

3. 功效分析

苹果的酸性可收敛肉桂的热性，搭配红茶，达到温补阳气、生津养阴的作用，适合冬季饮用。

4. 注意事项

舌苔红、阴虚火旺、体内有实热或有出血倾向者不宜饮用。经期量多女性、孕妇慎用。

5. 药（食）材功效与主治

（1）鲜苹果　见第 235 页节气小寒"黄芪鲜苹果茶"。

（2）肉桂　樟科植物肉桂的干燥树皮。味辛、甘，性大热。归肾、脾、心、肝经。有补火助阳、引火归元、散寒止痛、温通经脉的功效。用于阳痿宫冷、腰膝冷痛、肾虚作喘、虚阳上浮、眩晕目赤、心腹冷痛、虚寒吐泻、寒疝腹痛、痛经经闭。

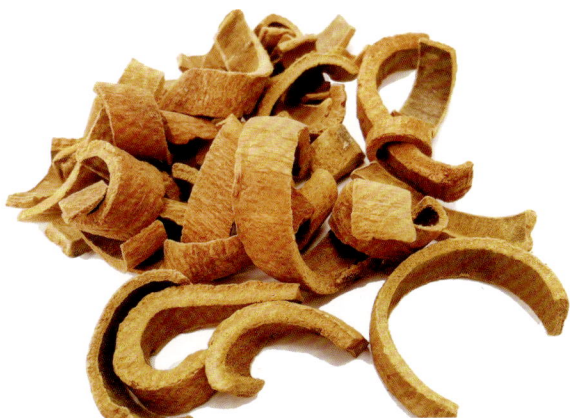

辨材识药锦囊

肉桂与桂皮大不相同!

市场上有将调味用的桂皮作肉桂使用,其实两者还是有很大区别的。桂皮为樟科植物天竺桂、阴香、细叶香桂等数种樟属植物的树皮,而肉桂是樟科肉桂的干燥树皮,故二者来源不同。

桂皮皮薄,质硬,干燥不油润,折断面淡棕色,石细胞环带不明显,香气淡,味微甜、辛、涩,一般只作香料或调味品使用,不供药用。而肉桂去了外面粗皮,质硬而脆,易折断,断面不平坦,外层棕色而较粗糙,内层红棕色而油润,两层间有1条黄棕色的线纹,气香浓烈,味甜、辣。

芪精桂圆茶

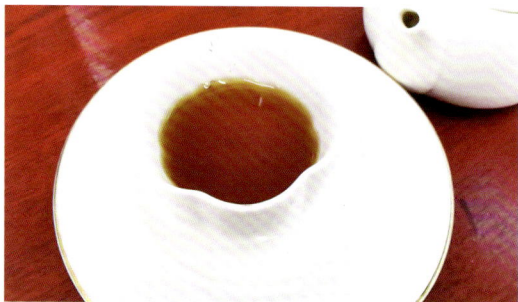

1. 材料

黄芪5克,酒黄精10克,桂圆干5克。

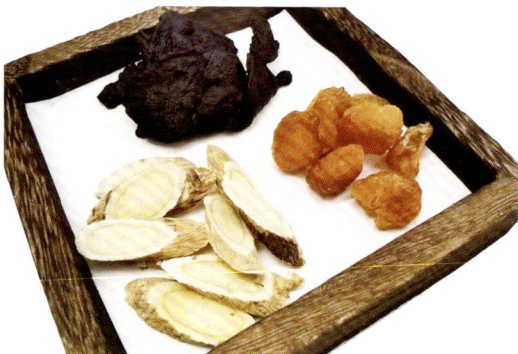

2. 制作方法

将黄芪、酒黄精、桂圆干放入养生壶，加适量水煮开后，焗泡5分钟即可代茶饮用。

3. 药茶功效

黄芪与黄精配伍为补肺益肾、养阴润燥的经典搭配，加入桂圆，三者搭配，具有养阴补肾、益气填精的功效。

4. 注意事项

脾胃虚弱、腹痛腹泻者不宜饮用。

5. 药（食）材功效与主治

（1）黄芪　见第178页节气霜降"黄芪菊花茶"。

（2）黄精　百合科植物滇黄精、黄精或多花黄精的干燥根茎。药食同源，吃起来粉粉糯糯，还带丝丝甘甜。甘，平。归脾、肺、肾经。具有补气养阴、健脾、润肺、益肾的功效。用于脾胃气虚、体倦乏力、胃阴不足、口干食少、肺虚燥咳、劳嗽咳血、精血不足、腰膝酸软、须发早白、内热消渴。

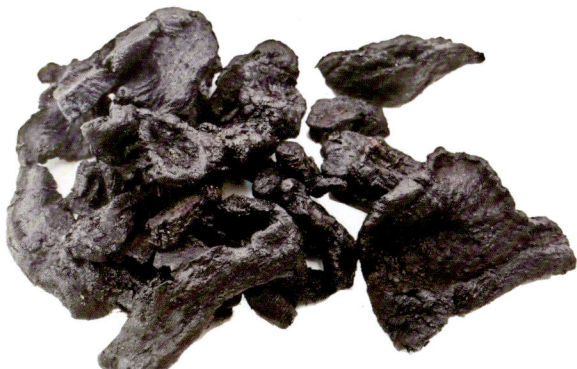

辨材识药锦囊

如何挑选太阳草——黄精

一看品种：黄精质量最好的是姜形黄精，其次是鸡头黄精，再次是药房常用的甜黄精。

二看形状：根结多、粗壮肥厚且长的黄精较好。

三看年份：黄精生长年份不同，其外观口感和药膳价值也有所不同。4年份黄精，长4节状，呈鹅黄色，表皮光泽鲜润，可用来做药膳。8年份黄精，长8节状，呈淡金色，表皮色泽温润饱满，可祛病养身，补五脏。12年份黄精，呈暗金色，纹理清晰，可补中益气，药膳价值极高。

（3）桂圆　又称龙眼肉。见第103页节气小暑"鲜龙眼茶"。

参芪扶正茶

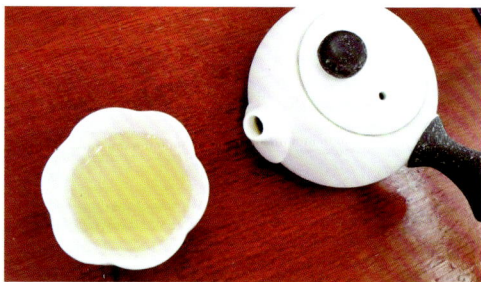

1.材料

鲜党参12克或党参6克，黄芪6克，山楂6克，大枣3颗。

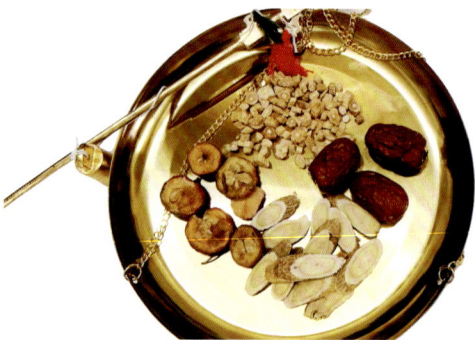

2. 制作方法

取黄芪、鲜党参、山楂、大枣放入养生壶，加入适量的纯水煎煮 20 分钟即可饮用。

3. 药茶功效

本方黄芪、党参为常用药对，二药相须为用，益气之力更宏。辅以山楂消食和胃，大枣养血安神。四药合用，共奏健脾益肺、扶正固表之功。适用于少气懒言、神疲乏力，同时面色淡白无华或萎黄等气血亏虚者。

4. 注意事项

阴虚、火旺、气滞等症者不宜饮用。

5. 药（食）材功效与主治

（1）党参　见第 211 页节气大雪"鲜党参生脉茶"。

（2）黄芪　见第 178 页节气霜降"黄芪菊花茶"。

辨材识药锦囊

黄芪、党参，补中益气"两口子"

黄芪作为一种补气药，主要用于增强免疫力，有助于调节身体的生理功能。党参是一种补益脾肺、生津止渴的中药材。它不仅能增强身体的抵抗力，还有助于调节免疫系统和促进新陈代谢。黄芪与党参结合使用，相得益彰，一方面强化身体的免疫功能，另一方面促进身体的血液循环，达到更全面的保健效果。

（3）山楂　见第 129 页节气立秋"陈皮酸梅茶"。

（4）大枣　见第 133 页节气处暑"鲜桑椹玉竹茶"。

参考文献

[1] 王霜，代金刚，杨威.《保生心鉴》二十四节气中医导引法养生理论探讨 [J]. 中国中医药图书情报杂志，2022，46(2)：53-57.

[2] 田鑫，李桂花，徐雨情.《黄帝内经》中饮食养生的思想探颐 [J]. 现代养生，2023，23(9)：717-718.

[3] 郭然. 浅析《黄帝内经》中的养生理论 [J]. 中西医结合心血管病电子杂志，2020，8(23)：158，162.

[4] 秦健全，鞠宝兆.《黄帝内经》养生观中的道法自然 [J]. 中国中医基础医学杂志，2021，27(3)：436-438.

[5] 余立平. 茶叶的分类与品质特点探讨 [J]. 种子科技，2019，37(3)：85-86.

[6] 茶叶分类 ISO 国际标准正式公布 [J]. 茶业通报，2023，45(2)：64.

[7] 齐学东. 白茶文化及其审美特征初探 [J]. 宁德师范学院学报 (哲学社会科学版)，2022(3)：11-16.

[8] 骆妍妃，农玉琴，李金婷，等. 茶叶分类进展研究——兼论六堡茶的归属探析 [J]. 农业开发与装备，2020(7)：122，126.

[9] 范捷，王秋霜，秦丹丹，等. 红茶品质及其相关生化因子研究进展 [J]. 食品科学，2020，41(3)：246-253.

[10] 刘仲华，施兆鹏，肖力争，等. 安化黑茶产业发展历史、现状与趋势 [J]. 中国茶叶，2022，44(11)：1-7，17.

[11] 卫聿铭，宁井铭，张梁，等. 黄茶功能性成分与健康功效研究进展 [J]. 中国茶叶，2021，43(10)：46-54.

[12] 叶晴，刘毅，陈金鹏，等. 绿茶化学成分及药理作用研究进展 [J]. 药物评价研究，2021，44(12)：2711-2719.

[13] 付刚. 茶饮与养生 [J]. 湖南税务高等专科学校学报，2015，28(6)：37-40.